Rahma Gargouri
Ben Mahmoud Lobna
Bahloul Najla

Crianças suspeitas de serem alérgicas a antibióticos beta-lactâmicos

Rahma Gargouri
Ben Mahmoud Lobna
Bahloul Najla

Crianças suspeitas de serem alérgicas a antibióticos beta-lactâmicos

Armadilhas a evitar

ScienciaScripts

Imprint

Any brand names and product names mentioned in this book are subject to trademark, brand or patent protection and are trademarks or registered trademarks of their respective holders. The use of brand names, product names, common names, trade names, product descriptions etc. even without a particular marking in this work is in no way to be construed to mean that such names may be regarded as unrestricted in respect of trademark and brand protection legislation and could thus be used by anyone.

Cover image: www.ingimage.com

This book is a translation from the original published under ISBN 978-620-6-70771-4.

Publisher:
Sciencia Scripts
is a trademark of
Dodo Books Indian Ocean Ltd. and OmniScriptum S.R.L publishing group

120 High Road, East Finchley, London, N2 9ED, United Kingdom
Str. Armeneasca 28/1, office 1, Chisinau MD-2012, Republic of Moldova, Europe
Printed at: see last page
ISBN: 978-620-8-19513-7

Obrigado

A

O nosso professor e presidente do júri,

Professor JIHEN BOUGUILA

Departamento de Pediatria, CHU Farfat Hashed, Sousse.

A

O nosso professor e membro do júri,

*Professor SAMAH JOOBEUR*ı

Serviço de Pneumologia, C-HU Fattouma Bourguiba, Monastir

A

A nossa professora e membro do júri,

Professora RACHIDA LAAMIRI,

Departamento de Cirurgia Pediátrica, CHU Fattouma Bourguiba,

Monsatir

A

Os meus diretores de memória:

Sra. Lo6na Ben Mahmoud

Professor universitário

Sfaχ Departamento Regional de Farmacologia

Sra. Salma Ben Ameur

Professor universitário

Departamento de Pediatria CHU Hédi Cheker Sfaχ

Gostaríamos de lhe agradecer por ter aceite supervisionar e avaliar este trabalho e pelo seu interesse no mesmo. Estamos-lhe profundamente gratos

Índice

INTRODUÇÃO 4

PACIENTES E MÉTODOS 6

RESULTADOS 11

DISCUSSÃO 31

CONCLUSÃO 52

REFERÊNCIAS 58

APÊNDICES 63

INTRODUÇÃO

A doença alérgica é uma das patologias crónicas mais comuns, de acordo com a OMS, e está a aumentar. As reacções alérgicas representam um terço de todas as reacções adversas a medicamentos (1). Os medicamentos mais frequentemente culpados são os antibióticos, nomeadamente os antibióticos beta-lactâmicos. Numerosos estudos demonstraram que apenas 15% dos doentes que se dizem alérgicos a medicamentos são efetivamente alérgicos (2,3). De facto, existe muitas vezes um contraste entre as pessoas que são verdadeiramente alérgicas e as que pensam que o são, devido à ocorrência de sintomas confundidos com hipersensibilidade. O exemplo mais típico é a mononucleose infecciosa, que é frequentemente acompanhada de uma erupção cutânea após a toma de amoxicilina, sem que exista qualquer alergia (4). O que é alarmante é que este excesso de diagnóstico de alergia está a provocar uma restrição terapêutica de certos tratamentos de referência em muitas patologias comuns, nomeadamente otorrinolaringológicas e pulmonares. Além disso, a utilização de moléculas alternativas, muitas vezes com um espetro mais alargado, perturba o microbiota, criando resistências. O lado médico do problema é acompanhado por um lado financeiro. Vários estudos sublinharam o aumento do custo das infecções nos indivíduos ditos alérgicos (5,6).

Um exemplo é a família dos beta-lactâmicos, que inclui as penicilinas, as cefalosporinas, os carbapenemes e outras moléculas menos utilizadas. Esta família coloca o problema não só da alergia, mas também da alergia cruzada. Estas moléculas são sintetizadas a partir de um núcleo comum para evitar a resistência, mas apresentam diferenças nas suas cadeias laterais. Por conseguinte, é importante distinguir entre uma alergia ao ciclo beta-lactâmico, que implica a proibição de todas as moléculas desta família, e uma alergia a uma cadeia lateral, caso em que é proibida uma única molécula. A noção de alergia cruzada entre penicilinas e cefalosporinas deve, por conseguinte, ser tida em consideração (7).

Estes problemas de alergia, de alergia cruzada e de falsa alergia, com todas as limitações de prescrição que implicam, colocam um problema maior na população pediátrica, vulnerável às infecções.

De facto, os β-lactâmicos alargam o espetro antibacteriano, com uma boa difusão nos tecidos, a possibilidade de administração através do trato digestivo para algumas moléculas e até a possibilidade de espaçar as doses. Isto significa que os antibióticos β-lactâmicos representam um verdadeiro avanço no tratamento das infecções infantis (8). Por exemplo, a amoxicilina é o antibiótico de eleição contra o pneumococo, o estreptococo do grupo A e o Haemophilus influenzae. Este espetro torna-a uma das melhores armas da medicina pediátrica em mais de dois terços dos casos. A prescrição de macrólidos como alternativa depara-se com o risco de resistência e a prescrição de cefalosporinas orais de segunda ou terceira geração é dificultada pela sua atividade microbiológica mais fraca (9).

É neste contexto que se insere o nosso trabalho, cujo objetivo era estudar as caraterísticas de uma população pediátrica encaminhada para o serviço regional de farmacovigilância de Sfax por suspeita de alergia a antibióticos betalactâmicos.

PACIENTES E MÉTODOS

I. TIPO DE ESTUDO

Este é um estudo transversal, monocêntrico e descritivo baseado numa população de crianças que consultam o serviço regional de farmacovigilância, localizado na Faculdade de Medicina de Sfax, por suspeita de alergia a antibióticos betalactâmicos. Estas crianças foram encaminhadas para este serviço por outro médico. O estudo estendeu-se por dois anos, de janeiro de 2020 a dezembro de 2022.

II. POPULAÇÃO ESTUDADA

❖ Os critérios de inclusão dos doentes foram os seguintes:

> ➢ Crianças até aos 15 anos de idade, referenciadas ao serviço regional de farmacovigilância por suspeita de reacções adversas, com pelo menos um medicamento pertencente à classe dos beta-lactâmicos.

> ➢ Os doentes incluídos neste estudo dispõem de um relatório que descreve o acontecimento e de um dossier de farmacovigilância que contém informações suficientes para a realização do estudo.

❖ Os critérios de exclusão são

> ➢ Crianças referenciadas por suspeita de alergias não medicamentosas.

> ➢ Crianças referenciadas por suspeita de alergia a medicamentos que não sejam antibióticos beta-lactâmicos.

> ➢ Candidaturas incompletas.

III. RECOLHA DE DADOS

Os dados necessários para este estudo foram recolhidos do arquivo de farmacovigilância. Um formulário de recolha de dados foi especialmente concebido para este trabalho. (anexo 1) Os dados recolhidos são :

- ❖ Dados sócio-demográficos: idade, sexo
- ❖ História e antecedentes médicos :
    - ➢ História clínica não alérgica e medicamentos agudos e crónicos tomados
    - ➢ Antecedentes alérgicos: atopia pessoal e familiar (dermatite atópica, rinoconjuntivite, asma) e antecedentes de intolerância a medicamentos.
- ❖ Dados relativos ao acontecimento adverso
    - ➢ A natureza do antibiótico, que se presume ser um alergénio da família dos beta-lactâmicos, no momento do acontecimento atual, a DCI e o motivo da sua prescrição (causas ORL, abcesso, etc.)
    - ➢ A natureza do evento: lesões cutâneas e extra-cutâneas, sinais de gravidade. O envolvimento cutâneo foi descrito de acordo com a sua topografia, natureza e carácter pruriginoso.
    - ➢ Para os casos de urticária aguda típica, a gravidade foi estabelecida de acordo com a classificação de Ring e Ressmer (10) (apêndice 2).
    - ➢ Cronologia do acontecimento:
        - ✓ O tempo entre a suspeita de reação alérgica e a consulta, o tempo entre a toma do medicamento e os sintomas clínicos e o dia em que o medicamento foi tomado.
        - ✓ A evolução dos sintomas quando o tratamento é interrompido e/ou continuado
- ❖ Cálculo da pontuação de imputabilidade: A pontuação de imputabilidade é calculada no serviço regional de farmacovigilância de Sfax segundo o método francês de Bégaud. Este método baseia-se no cálculo da

pontuação de imputabilidade intrínseca com base na cronologia (tempo de início, evolução após a interrupção do tratamento) e na semiologia, e baseia-se igualmente numa pontuação bibliográfica. No final deste cálculo, foi também avaliada uma pontuação global de imputabilidade. Os pormenores sobre o cálculo destas pontuações estão resumidos no Apêndice 3. (11) (apêndice 3).

Resultados da investigação alergológica, se realizada: Nos doentes que receberam uma investigação alergológica, os dados desta última foram recolhidos dos seus registos:

> Os testes cutâneos foram efectuados com o consentimento informado dos familiares dos doentes, eliminando as contra-indicações, cumprindo as regras de segurança dos doentes e de acordo com as recomendações da Rede Europeia de Alergia a Medicamentos/Academia Europeia de Alergia e Imunologia Clínica (ENDA/EAACI): (12)

> ✓ O atraso no início da reação é considerado o primeiro meio de diferenciar os mecanismos de hipersensibilidade: se a reação ocorrer dentro de uma hora após a exposição, sugere-se a origem imediata. Se a reação ocorrer mais de uma hora após a exposição, é mais provável que se trate de uma reação retardada(12).

> ✓ Em caso de suspeita de reação de hipersensibilidade imediata mediada por Ig E (anafilaxia, urticária, angioedema, broncoespasmo, corrimento nasal, olhos vermelhos, etc.), foram realizados testes cutâneos (teste de

puntura ± IDR de leitura imediata) como tratamento de primeira linha.

✓ Se se suspeitasse de uma reação retardada (exantema maculo-papular, eritema fixo, reação fotoalérgica, ...), eram então realizados testes de adesivo (± RID de leitura retardada). As leituras foram efectuadas após 72 horas e apenas três horas depois de o penso ter sido aberto, para eliminar, tanto quanto possível, os artefactos relacionados com a maceração. (13)

A interpretação dos exames e a comparação com a história clínica permitiram classificar o doente numa de duas situações:

❖ Testes cutâneos positivos confirmam a alergia: o composto é proibido.

❖ Testes cutâneos negativos com uma proposta para um teste de provocação oral (TPO).

Um doente foi considerado alérgico a um ou mais antibióticos betalactâmicos se os testes cutâneos fossem positivos ou se o teste de provocação oral fosse positivo. (14)

IV. DADOS ESTATÍSTICOS

Trata-se de um estudo transversal e descritivo.

A introdução de dados e a análise estatística foram efectuadas utilizando a 20ª versão do software SPSS (Statistical Package for the Social Sciences).

Foram registadas todas as caraterísticas da população estudada. As variáveis quantitativas foram descritas através de médias e valores extremos.

As variáveis qualitativas foram descritas através de proporções e traduzidas em figuras ou tabelas.

RESULTADOS

Este estudo incluiu 38 crianças com suspeita de alergia a beta-lactâmicos. Foram especificados os dados relativos aos doentes, à ingestão de medicamentos, às reacções adversas e à investigação alergológica:

I. DADOS SÓCIO-DEMOGRÁFICOS DOS PACIENTES E ANTECEDENTES

1. Idade

A idade média da nossa população foi de 5,5 ±3,8 anos, com extremos que variaram de 3 meses a 13 anos.

2. Tipo

Verificou-se um predomínio do sexo masculino (N=23, 60,5%), com uma relação sexual M/F de 1,53.

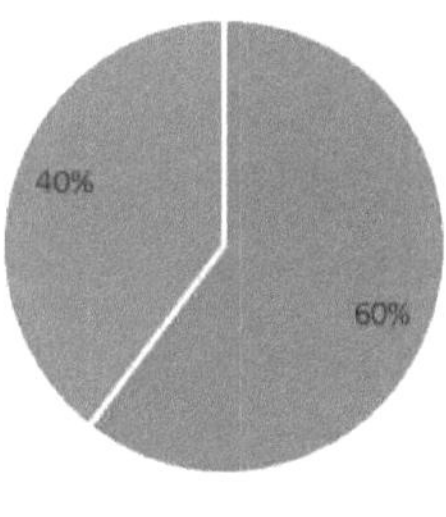

Figura 1: Distribuição das crianças por género

3. Historial médico dos doentes

3.1. História alergológica

Na nossa população, não havia antecedentes familiares ou pessoais de alergia a medicamentos. Apenas foi registado um caso de dermografismo. Não se registou qualquer história documentada de urticária crónica ou alergia alimentar. Registou-se a presença de atopia em 5 crianças (13,15%). A asma foi registada em duas crianças (5,26%).

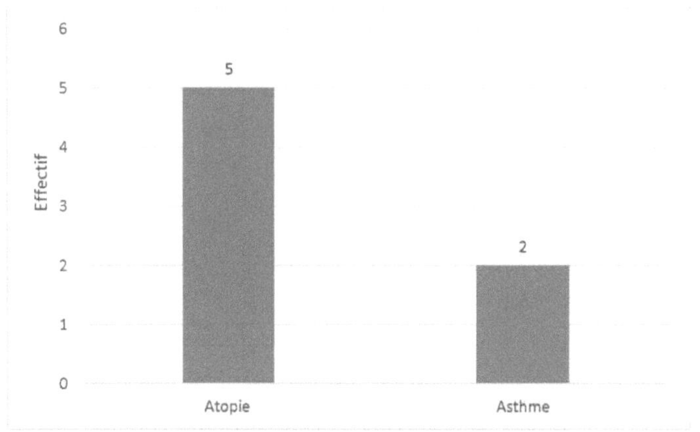

Figura 2: Distribuição dos antecedentes alergológicos na população em estudo

3.2 História não alérgica

Na nossa população, foi observada uma comunicação interauricular no contexto da trissomia 21 numa criança que não estava medicada. Foi também registada uma leucemia linfocítica aguda numa criança que ainda não estava a receber tratamento anticancerígeno.

II. CARACTERÍSTICAS DA REACÇÃO ALÉRGICA SUSPEITA

1 Natureza da reação

Os sinais cutâneos foram a manifestação mais frequente em N=32 crianças (84,2%), seguidos dos sinais respiratórios em N=4 crianças (10,5%).

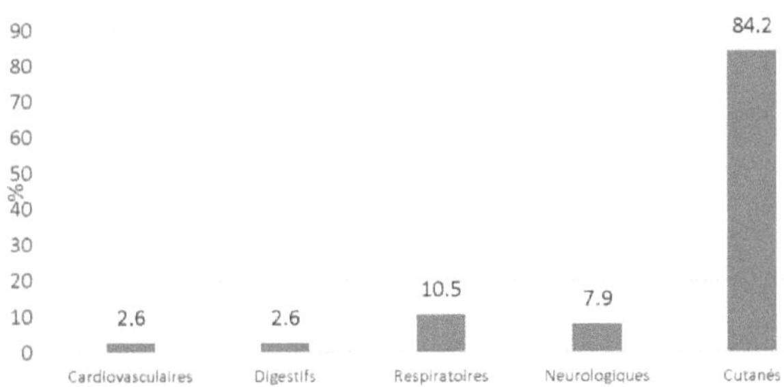

Figura 3: Sintomas apresentados pelos doentes na altura do acontecimento adverso

1.1. Reacções cutâneas

As lesões cutâneas eram pruriginosas em N=24 casos (63,15%). A urticária típica foi diagnosticada em 20 crianças (52,6%). Foi registado um exantema maculopapular típico em 7 doentes (18,4%). O envolvimento cutâneo afectou todo o corpo em N=28 casos (73,63%). Foi registado apenas um caso de angioedema associado a urticária.

Tabela 1: Lesões cutâneas presentes na população do estudo aquando do evento adverso alérgico suspeito

	Trabalhadores	Percentagem
Prurido		
Lesão pruriginosa	24	63,15
Lesão não pruriginosa	8	21,05
Localização das lesões		
Lesões do tronco	2	5,26
Lesões nos membros	2	5,26
Lesões generalizadas	28	73,63
Tipo de lesão		
Urticária	20	52,6
Exantema maculopapular	7	18,4
Pulsação cutânea não específica	5	13
Angioedema	1	2,6

1.2. Reacções extracutâneas

Sinais cardiovasculares

O mosqueado com cianose foi observado em apenas um doente (2,6%).

Sinais respiratórios

O desconforto respiratório foi referido por 4 doentes (10,5%). A sibilância foi registada apenas num caso (2,6%).

Sinais neurológicos

Os sinais neurológicos estavam presentes em 3 doentes (7,9%):

Foi observada uma reação do tipo mastigatória e hipertonia num doente que recebeu cefotaxima, acompanhada de cianose. Estes foram os únicos sinais de anafilaxia de fase 3 neste doente.

Foram também registados dois casos de perda de consciência.

Sinais digestivos

Foram observados sinais digestivos em apenas um doente (2,6%), sob a forma de dor abdominal confundida com anafilaxia, com um aumento das enzimas pancreáticas numa criança a tomar ceftazidima.

1.3. Hipersensibilidade imediata

A hipersensibilidade imediata foi registada em N=21 doentes (55,26% da população estudada). De acordo com a classificação de Ring e Messmer, a maioria dos casos estava no estádio 1, com lesões urticariformes típicas. Foi registado um caso de angioedema numa criança.

A fase 2 foi registada num doente com urticária e pieira.

Foi observada uma anafilaxia de fase 3 com cianose, manchas, mastigação e hipertonia dos membros num doente sem urticária típica.

Quadro 2: Repartição dos casos de HSI de acordo com o sistema de estadiamento de Ring e Messmer

Fase da anafilaxia	Colmeias N (%)	Ausência de lesões urticariformes N (%)	Total N (%)
Fase 1	19 (50)	0	19 (50)
Fase 2	1 (2,6)	0	1 (2,6)
Fase 3	0	1(2,6)	1 (2,6)
Fase 4	0	0	0

1.4. Hipersensibilidade retardada

Dos 13 casos em que o tempo de início dos sintomas foi registado com exatidão, 9 doentes (69%) apresentaram um atraso no início dos sintomas superior a uma hora.

Na população estudada, o exantema maculopapular típico foi identificado em 7 doentes, ou seja, 18,4% dos casos.

2 Gravidade da reação

Entre os casos de hipersensibilidade imediata, foram observadas reacções graves em 3 crianças, incluindo um caso de angioedema, um caso de anafilaxia de fase 2 (sinais respiratórios) e outro de fase 3 (sinais neurológicos e cardiovasculares).

Entre os casos de hipersensibilidade retardada, não se registaram casos de lesões graves.

3. localização da reação

Em mais de metade dos casos (61%), a reação adversa ocorreu em casa.

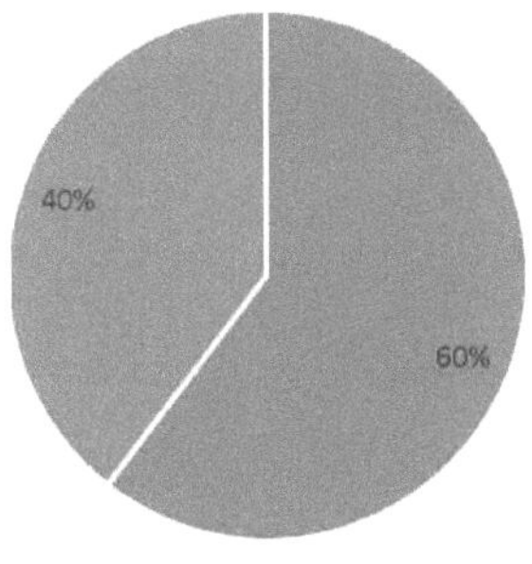

Figura 4: Local de início da suspeita de reação alérgica na população em estudo

III. EXPOSIÇÃO ALIMENTAR E MEDICAMENTOSA NO MOMENTO DO ACONTECIMENTO INDESEJÁVEL

l. Medicamentos

Na altura do evento adverso, foi documentada medicação diferente dos antibióticos beta-lactâmicos em mais de metade dos casos (N=20, 52,6%).

1.1 Antibióticos

1.1.1 Regime de prescrição de antibióticos beta-lactâmicos

1.1.1.1 A molécula

A amoxicilina foi o fármaco mais frequentemente recebido pelos doentes da população em estudo (39,5%). As cefalosporinas de 3ª geração foram utilizadas em 34,2% dos casos.

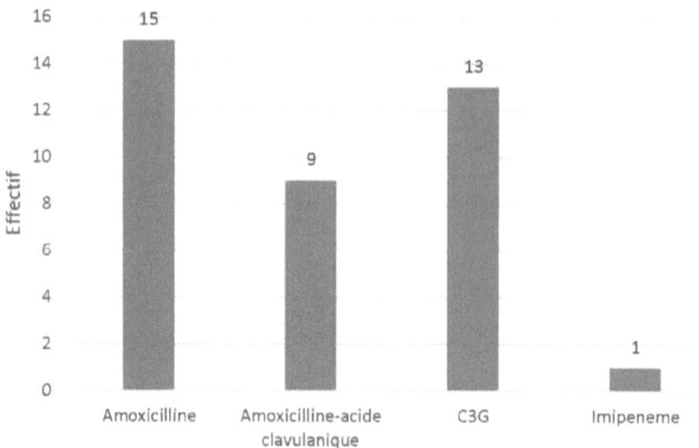

Figura 5: Lista de antibióticos beta-lactâmicos recebidos pelos doentes durante a suspeita de reação alérgica

As cefalosporinas de 3ª geração mais frequentemente registadas foram a cefotaxima (157%) e a ceftriaxona (10,52%). Dois casos receberam cefixima oral, um dos quais foi convertido para a forma injetável.

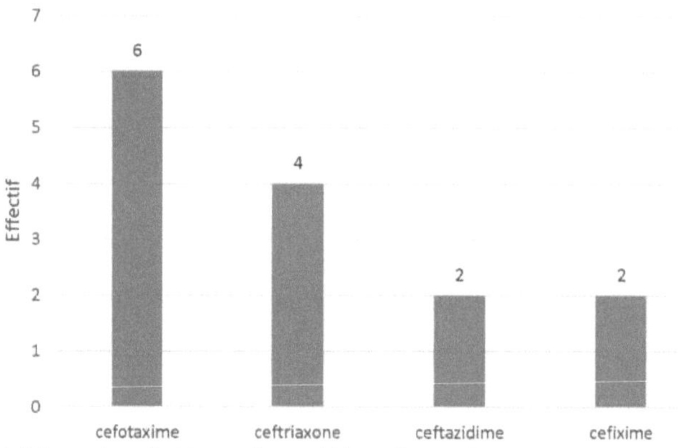

Figura 6: Cefalosporinas de 3ª geração recebidas pela população do estudo durante a reação alérgica presumida

1.1.1.2 Sensibilização prévia aos betalactâmicos

Ao interrogar os doentes e sobretudo os seus familiares, a noção de sensibilização prévia ao medicamento acusado foi confirmada em 5 casos

(13,15%) e refutada em 8 outros (21%). Em 65,7% dos casos, a informação era inexistente.

1.1.1.3 Via de administração dos antibióticos beta-lactâmicos

Em N=25 casos (66%), as crianças tinham recebido o antibiótico por via oral. A via intravenosa foi registada em 26% dos casos.

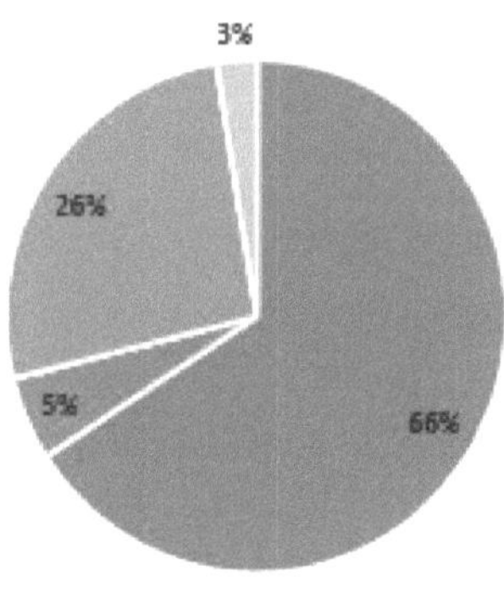

Figura 7: Vias de administração de beta-lactâmicos na população estudada

1.1.1.4 Motivo da prescrição de antibióticos beta-lactâmicos

Em 20 casos (54%), a razão para a prescrição de antibióticos betalactâmicos não foi explicitamente mencionada nos processos dos doentes. A causa otorrinolaringológica foi a mais frequentemente referida em N=11 casos (28,9%). Uma infeção do trato urinário foi registada num doente e um abcesso renal foi identificado noutro.

Considerando todas as patologias em conjunto, foi registada febre concomitante em N=24 doentes (62,3%). A síndrome gripal foi registada em apenas 3 casos (7,9%).

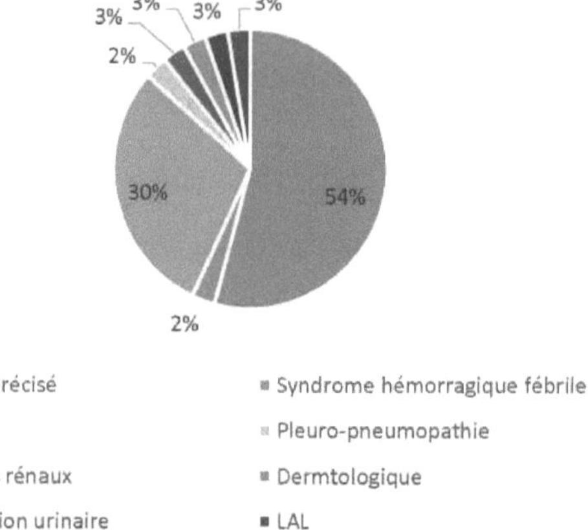

Figura 8: Razões para a prescrição de antibióticos betalactâmicos na população em estudo

1.1.2 Antibióticos não-betalactâmicos

A terapêutica antibiótica foi prescrita concomitantemente com antibióticos beta-lactâmicos em N=9 doentes (23,7%).

O fármaco mais frequentemente utilizado foi a vancomicina em 4 doentes (10,52%). Foi recomendada uma combinação de piperacilina e tazobactam num doente, em associação com metronidazol. A gentamicina e a rovamicina foram co-prescritas em apenas um doente.

1.2. Medicamentos não antibióticos

Quando ocorreu a suspeita de reação alérgica, o paracetamol foi o medicamento mais frequentemente co-prescrito em N=8 (21,1%), seguido dos AINE e dos corticosteróides em N=4 (10,5%) cada. Não

neurolépticos ou antidepressivos tricíclicos.

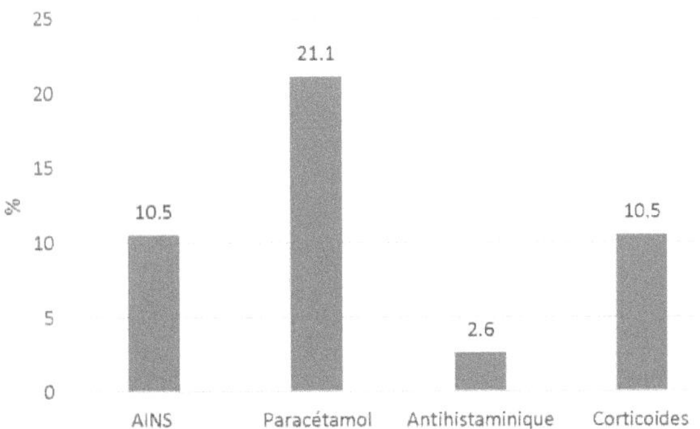

Figura 9: Distribuição dos medicamentos tomados aquando do acontecimento adverso

2. Ingestão de alimentos

O consumo de um agente histaminolítico do tipo chocolate no dia do evento foi relatado em apenas um paciente.

Duas crianças referiram ter comido marisco.

IV. IMPUTABILIDADE

l. Prestação de contas cronológica

1.1   Prazo de entrega

1.1.1 Tempo entre a reação adversa e a consulta de farmacovigilância

O tempo médio decorrido entre o incidente e a consulta de farmacovigilância foi de 118 dias ±179, com extremos que variaram entre 2 e 700 dias.

1.1.2 Tempo entre o início do tratamento com betalactam e o dia da ocorrência da reação adversa

A duração média do tratamento com betalactâmicos até à ocorrência do evento adverso foi de 4,5 dias ±6,1, com extremos que variaram entre 1 e 20 dias. No entanto, este pormenor só foi especificado em 20 casos.

1.1.3 Tempo entre a última toma do medicamento e a ocorrência da reação adversa

O tempo médio decorrido entre a última medicação tomada e a reação adversa foi de 3,7 horas ± 4,03, com extremos que variaram entre 6 minutos e 12 horas. No entanto, este pormenor só foi especificado com exatidão em 13 casos.

Este atraso foi inferior ou igual a uma hora, indicando uma reação imediata em 4 (31%) doentes, e superior a uma hora, indicando uma reação retardada em 9 (69%) doentes.

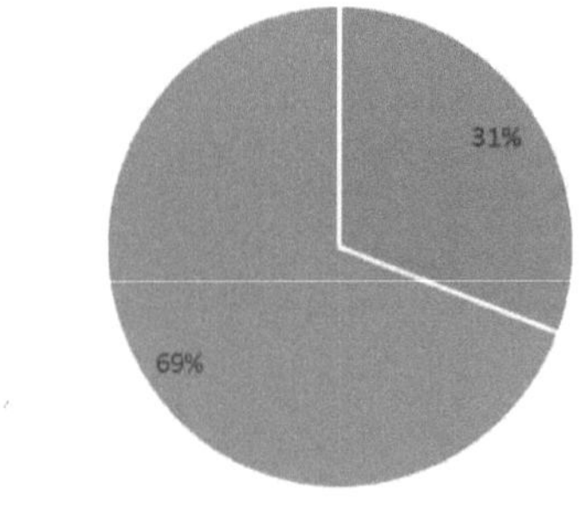

Figura 10: Tempo para o início da reação adversa em relação ao medicamento tomado

1.2. Evolução das manifestações clínicas do acontecimento adverso

Após o tratamento sintomático e a interrupção da terapêutica antibiótica, as manifestações clínicas resolveram-se em 34 doentes (89,47%). Foi observada uma recorrência da erupção maculopapular mesmo após a interrupção do tratamento numa criança atópica. Por outro lado, em 4 outros doentes, o uso continuado do medicamento não teve qualquer efeito sobre os sintomas, que também evoluíram favoravelmente.

1.3. Pontuação cronológica

De acordo com o método francês de Bégaud, a imputabilidade cronológica era duvidosa em N=18 doentes (47%) e plausível em N=17 outros (45%). Foi provável em apenas dois doentes.

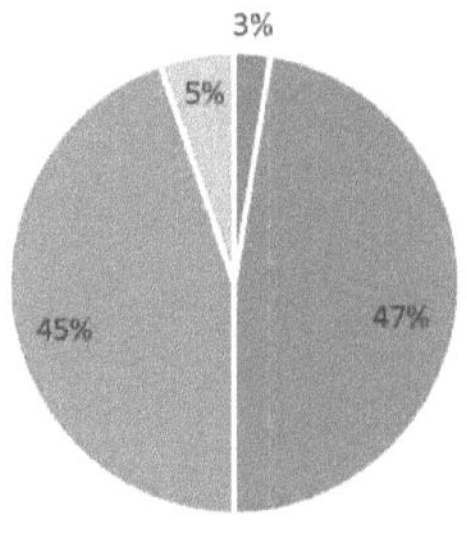

Figura 11: Interpretação das pontuações de imputabilidade cronológica na população em estudo

2. imputabilidade semiológica

De acordo com o método francês de Bégaud, a imputabilidade semiológica era duvidosa em metade dos casos (N=19). Foi provável apenas num doente.

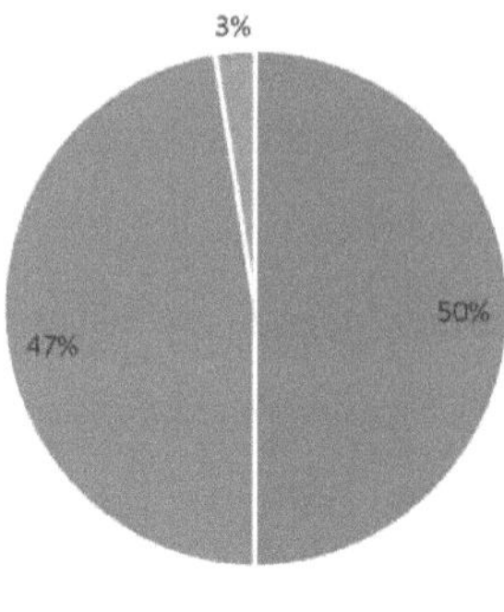

Figura 12: Interpretação das pontuações de imputabilidade semiológica na população em estudo

Os diagnósticos diferenciais foram evocados no caso de lesões cutâneas com imputabilidade semiológica duvidosa (S1). Estes incluíam infeção N=21 (55%), alergia a outros tratamentos concomitantes N=4 (10,5%), alergia alimentar após consumo de marisco N=2 (5,26%) e histaminoliberação num doente atópico que tinha consumido chocolate (2,6%).

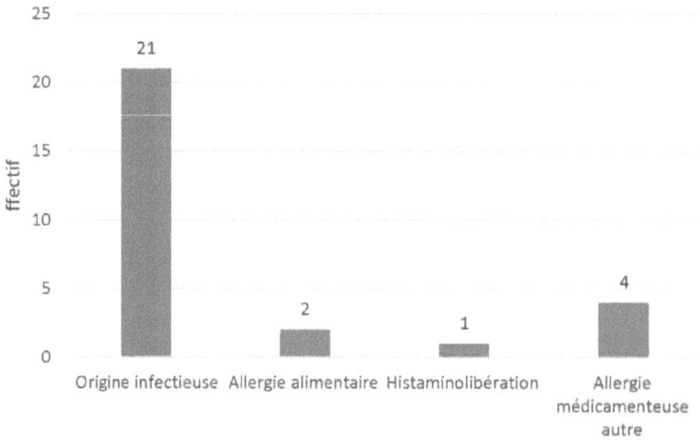

Figura 13: Diagnósticos diferenciais de lesões cutâneas propostos pelo inquérito de farmacovigilância, na população do estudo com uma pontuação semiológica de S1

24

Nos doentes que finalmente foram submetidos a investigação alergológica, foi corrigido um nível de imputabilidade semiológica (S3) com resultados positivos em N=3 doentes (7,89%). Para além das manifestações cutâneas, a dor abdominal foi confundida com anafilaxia e acabou por ser associada a lesão pancreática. Foi notificado um caso de perturbação hepática puramente biológica com suspeita de síndrome DRESS, tendo sido registada citólise 31 vezes superior ao normal num doente a tomar ceftazidima.

3. Cálculo da pontuação de imputabilidade intrínseca

A imputabilidade intrínseca foi duvidosa em N=25 casos (65,78%). Foi provável em apenas um doente.

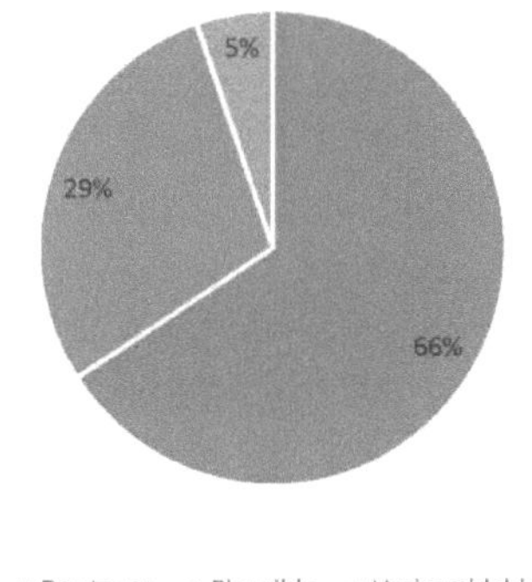

Figura 14: Interpretação das pontuações de imputabilidade intrínseca na população em estudo

4. imputabilidade bibliográfica

Em termos da literatura, os beta-lactâmicos tiveram um efeito notável em relação às reacções descritas por todos os nossos doentes.

5 Interpretação geral da pontuação de imputabilidade

Em 63,15% dos casos (N=24), a causalidade global da reação adversa ao medicamento foi duvidosa. Foi provável em 3 doentes (8%).

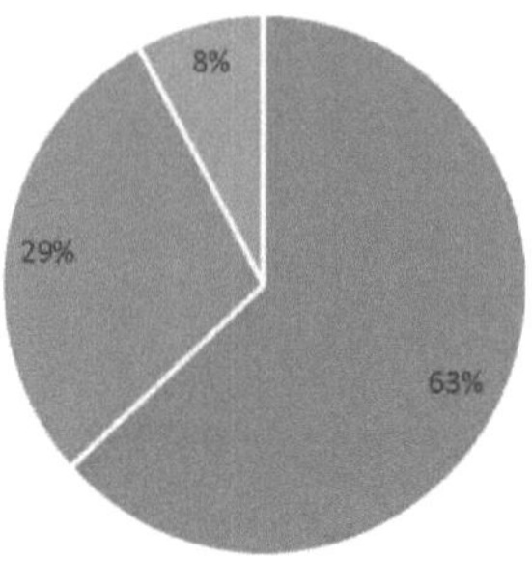

Figura 15: Interpretação geral das pontuações de imputabilidade na população estudada

A investigação alergológica foi indicada em 14 doentes (36,84% dos casos). A administração supervisionada de medicamentos foi autorizada noutros 14 doentes. Verificou-se a interrupção da indicação para investigação em 10 doentes, dos quais 2 casos em que a reação era provavelmente atribuível ao medicamento tomado e 4 casos em que era plausível (Tabela 3).

Nos 3 casos em que era provável que o medicamento fosse o responsável, o doente não foi autorizado a tomá-lo novamente (Quadro 3).

Nos casos em que era plausível que o medicamento fosse responsável pela reação, foi proibida a utilização do mesmo medicamento. Se necessário, dois casos foram autorizados a tomar outra betalactamina sob supervisão, 4 casos não necessitaram de qualquer monitorização especial e 5 casos foram recomendados para investigação alergológica adicional (Tabela 3).

Nos casos em que a imputabilidade era duvidosa, a utilização de betalactâmicos foi autorizada sob controlo em 31,57% dos casos. Em 10,52% dos casos, foi concedida uma autorização sem restrições e sem condições. Em 21% dos casos, foi proibida, tendo sido proposta uma investigação alergológica (quadro 3).

Quadro 3: Distribuição da população do estudo de acordo com a pontuação de imputabilidade e a decisão de farmacovigilância

Decisão / Pontuação de imputabilidade	Necessidade de investigação alergológica N (%)	Sem inquérito N (%)	Utilização de betalactâmicos sob controlo N (%)	Total N (%)
Duvidoso	8 (21)*	4 (10,52)*	12 (31,57)*	24 (63,15)
Plausível	5 (13,15)**	4 (10,52)**	2 (5,26) **	11 (28,94)
Provável	1 (2,6)	2 (5,26)	0 (0)	3 (7,86)
Total	14 (36,84)	10 (26,31)	14 (36,84)	38 (100)

* Reinício de todos os antibióticos beta-lactâmicos
** Utilização autorizada de uma betalactamina diferente da que foi tomada no momento da reação adversa.

V. INQUÉRITO ALERGOLÓGICO

Foram efectuados exames alergológicos em apenas 6 crianças, ou seja, 15,78% dos casos.

- **Para reacções retardadas:**

Foram utilizados testes cutâneos para diagnosticar a alergia à amoxicilina + ácido clavulânico num doente que tinha apresentado resultados positivos para este composto e negativos para a cefpodoxima e a cefuroxima. Foram autorizados os medicamentos C2G e C3G. É de notar que a pontuação global de imputabilidade para este caso foi provável.

Para além disso, o teste de adesivo da amoxicilina foi negativo em duas outras crianças para as quais a imputabilidade do medicamento era duvidosa.

- **Para reacções imediatas:**

Foi efectuado um teste de picada em 3 crianças:

- Um doente que desenvolveu urticária enquanto tomava amoxicilina (com imputabilidade global duvidosa): O teste de punção foi negativo.

  ❖ Foi efectuado um complemento por TPO, que foi negativo, eliminando assim a alergia.

  ❖ Uma rapariga que desenvolveu urticária enquanto recebia cefotaxima (com imputabilidade global plausível): O teste cutâneo foi negativo para a amoxicilina, ácido clavulânico e C1G. Foi duvidoso para outras cefalosporinas. Foi efectuada uma prova tuberculínica imediata para as cefalosporinas, tendo sido positiva para C3G.

  ❖ Um rapaz asmático e atópico que desenvolveu urticária enquanto recebia ácido clavulânico amoxicilina e C3G (com imputabilidade global provável): o teste de puntura foi claramente positivo para o ácido clavulânico amoxicilina e C1G e duvidoso para C3G. No entanto, dada a ocorrência de um ataque de asma, não foi efectuada uma RDI para as cefalosporinas e o teste foi considerado positivo quando todos os antibióticos beta-lactâmicos foram proibidos.

Quadro 4: Pormenores e resultados do estudo alergológico

Doentes que efectuaram uma investigação alergológica Sexo(idade)	Tipo de reação	Betalactamina consumida	Resultados do inquérito
Rapaz (7 anos)	EMP	amoxicilina + ácido clavulânico	Teste cutâneo positivo para amoxicilina + ácido clavulânico Teste de contacto negativo para cefpodoxima e cefuroxima
Rapaz (1 ano)	EMP	amoxicilina	Teste de contacto negativo
Rapariga (5 anos)	EMP	amoxicilina	Teste de contacto negativo
Rapaz (7 anos)	Urticária	amoxicilina + ácido clavulânico e C3G (cefotaxima)	Teste cutâneo positivo para amoxicilina-ácido clavulânico e C1G e duvidoso para C3G + ataque de asma
Rapariga (8 anos)	Urticária	C3G (cefotaxima)	Teste cutâneo negativo para amoxicilina, ácido clavulânico e C1G. Teste cutâneo questionável para outras cefalosporinas. Teste tuberculínico de leitura imediata positivo para C3G.
Rapariga	Urticária	Amoxicilina	Teste cutâneo negativo TPO negativo

DISCUSSÃO

I. FORMAS CLÍNICAS DE ACORDO COM O MECANISMO FISIOPATOLÓGICO

l. Hipersensibilidade imediata

1.1. Urticária e angioedema

Como todas as urticárias, a urticária induzida por medicamentos é compensada por pápulas eritematosas, edematosas, em manchas, com contornos geográficos, migratórias e fugazes, com prurido.

O angioedema que por vezes o acompanha é um edema da hipoderme e da derme sob tensão. A cor da pele mantém-se inalterada e não há prurido. Este fenómeno pode afetar tanto a pele como as mucosas. A gravidade do quadro reside no envolvimento da orofaringe, com risco de asfixia. (17)

Na nossa série, apenas foi descrito um caso de angioedema sem dificuldades respiratórias.

1.2 Anafilaxia e choque anafilático

Trata-se de um acidente grave que põe diretamente em risco a vida. Segue-se à libertação de histamina contida nos basófilos e mastócitos e de leucotrienos (15,16). Os sinais mucocutâneos são os primeiros a aparecer, seguidos de uma perturbação hemodinâmica e mesmo de uma paragem cardiocirculatória. Pode também ocorrer angústia respiratória, levando a broncoespasmo com risco de vida.

A classificação de Ring e Rassmer distingue 4 graus de gravidade (10) (anexo 2). É essencialmente utilizada para decisões terapêuticas imediatas, mas também para decidir se deve ser efectuada uma investigação alergológica. Trata-se de uma emergência terapêutica. O medicamento agressor deve ser proibido. O doente deve receber rapidamente adrenalina por via intravenosa ou intramuscular. O prognóstico é por vezes desfavorável. Na nossa série, foi observado um caso de cianose com sinais de hipoperfusão numa criança, que justificou o tratamento pela equipa do INEM.

2. Hipersensibilidade retardada: Toxidermia

Ao contrário da hipersensibilidade imediata, a hipersensibilidade retardada aos medicamentos apresenta uma vasta gama de quadros clínicos. É importante saber distinguir entre os diferentes tipos de toxidermia, porque a mortalidade varia de acordo com o quadro clínico e, em algumas formas, o perigo de voltar a desafiar os medicamentos pode ser fatal (17).

2.1. Exantema maculopapular (EMA)

Esta é a forma mais comum de toxidermia. Caracteriza-se por máculas e pápulas vermelho-rosadas, que podem parecer ligeiramente urticariformes ou purpúricas. O principal diagnóstico diferencial é infecioso, mas o polimorfismo das lesões, o prurido, a ausência de enantema e a ausência de febre apoiam o diagnóstico. O envolvimento hepático também é possível. Para além dos vírus, os exantemas induzidos por toxinas podem ser confusos, especialmente em crianças. Estes exantemas tendem a ser escarlatiniformes, acentuando-se nas pregas e confluentes, sem intervalos de pele normal (17). Ao tato, as lesões são rugosas com descamação secundária. Na nossa série, o exantema maculopapular foi diagnosticado em 7 doentes, enquanto outras erupções não específicas foram observadas em 5 crianças (13%). A origem infecciosa foi corretamente sugerida nestes casos, dada a distribuição pelos membros, a febre e a síndrome gripal.

O argumento da febre não é muito forte, uma vez que até as reacções alérgicas podem ser acompanhadas de febre, mas na maioria dos casos é moderada. Além disso, a febre é comum em crianças que tiveram uma infeção bacteriana e às quais foram receitados antibióticos.

Por conseguinte, a presença de febre alta, por si só, não exclui a possibilidade de alergia. (17)

O aspeto da erupção cutânea é por vezes trémulo, podendo mesmo ser urticariforme no caso da EMP, o que leva a uma confusão com a HSI. No entanto, o atraso no aparecimento e a possibilidade de outros sinais respiratórios, digestivos e otorrinolaringológicos podem ajudar a esclarecer o diagnóstico. Da mesma forma, a urticária verdadeira pode não ter um aspeto típico e ser tão discreta que é notada tardiamente, particularmente quando não é muito pruriginosa, em doentes que já estão a tomar anti-histamínicos ou corticosteróides orais por outra razão. Esta situação pode ser bastante comum em crianças atópicas. Na nossa série, os anti-histamínicos foram tomados em 2,6% dos casos, e os corticosteróides sistémicos foram prescritos antes do evento adverso em 10,5% dos casos, o que poderia atenuar os sintomas alérgicos, particularmente os do tipo I. Estas situações são comuns na população pediátrica.

2.2. Eritema pigmentoso fixo

Em todos os casos, esta toxidermia segue-se à administração de medicamentos. Ocorre menos de 48 horas após a toma do medicamento. Os sintomas são prurido ou sensação de ardor, com o aparecimento de pápulas eritematosas, arroxeadas, edematosas, com possibilidade de bolhas. A localização é principalmente periorificial. Quando o medicamento é reintroduzido, as lesões antigas podem reativar-se, o que constitui um importante fator de diagnóstico. A progressão costuma ser boa em poucos dias, com marcas pigmentadas.(17) Não foram relatados casos de eritema pigmentoso em nossa casuística.

2.3 Pustulose exantemática generalizada aguda (PGEA)

Manifesta-se sob a forma de pequenas pústulas não foliculares, com eritema, principalmente no tronco e nas pregas principais. Também é possível um edema da face e das mãos, bem como um edema da boca. A febre é elevada nesta forma, com um síndroma inflamatório biológico que pode ser confundido com uma origem bacteriana. Esta forma manifesta-se rapidamente após a toma da medicação e resolve-se espontaneamente em menos de 15 dias, deixando um aspeto escamoso.(17) Nesta série não foram identificados casos.

2.4 Síndromes de Stevens-Johnson e de Lyell

São condições em que o doente apresenta um descolamento da pele com bolhas, após pressão sobre a pele aparentemente saudável. Os sinais inespecíficos podem preceder os sintomas cutâneos em alguns dias, como febre ou dor de garganta. O aparecimento dos sintomas pode demorar mais algumas semanas do que o tempo de consumo.

A síndrome de Stevens-Johnson manifesta-se por lesões eritematosas, por vezes associadas a púrpura. Podem também ocorrer lesões das mucosas. Os descolamentos não excedem 10% da área de superfície corporal.

A síndrome de Lyell envolve bolhas e descolamento epidérmico, com uma maior percentagem de descolamento da pele. As lesões cutâneas espalham-se rapidamente, assemelhando-se a linho molhado. As lesões das mucosas, sob a forma de ulcerações e necrose, foram amplamente descritas. Podem também ocorrer lesões viscerais. O risco de morte é elevado. Trata-se de uma forma muito grave da doença, cujo tratamento é da competência de especialistas. (17) Estas reacções graves da HSR não estavam presentes nos nossos doentes.

2.5 DRESS (Reação medicamentosa com eosinofilia e sintomas sistémicos).

Esta reação ocorre algumas semanas após o início do tratamento. Ocorre uma erupção cutânea maculopapular com comichão. Pode também ocorrer edema da face e do pescoço. Algumas membranas mucosas podem ser afectadas e os órgãos linfóides secundários podem aumentar. A febre é frequentemente responsável por uma deterioração do estado geral do doente. São igualmente possíveis outras perturbações viscerais. A recuperação é lenta. Na nossa série, a DRESS foi suspeitada na presença de hepatite aguda, mas permaneceu improvável na ausência de hipereosinofilia.

2.6 Toxicidermia excecional

❖ Reacções foto-alérgicas: lesões eritematosas, proeminentes, por vezes eczematosas, que se estendem às áreas acessíveis à luz solar, ocorrendo entre uma e três semanas após a toma do medicamento. Este período é mais curto em caso de reexposição.

❖ Púrpura vascular induzida por fármacos: As lesões purpúricas são dolorosas, com possibilidade de descolamento. Ocorrem principalmente nos membros inferiores. (17)

II. GESTÃO DIAGNÓSTICA DA HIPERSENSIBILIDADE AOS BETALACTÂMICOS

Recomenda-se que a avaliação de uma alergia a medicamentos seja idealmente realizada entre o 3º mês e o 2º ano após a reação. Em qualquer caso, deve ser observado um atraso mínimo de 6 semanas (17,18), especialmente no caso de reacções imediatas, uma vez que existe o risco de falsos negativos. A hipersensibilidade imediata e não imediata são investigadas de forma diferente porque os seus mecanismos imunológicos não são os mesmos. Para este efeito, a "Rede Europeia de Alergia a Medicamentos" ou ENDA elaborou árvores de decisão para ajudar na tomada de decisões de diagnóstico (17,19) (anexo 4).

1. Importância da história no diagnóstico da hipersensibilidade aos medicamentos

A história deve ser o primeiro passo na investigação da hipersensibilidade aos medicamentos. É um dos elementos mais sensíveis e específicos, quase tão importante como os testes cutâneos. É utilizada para determinar se o medicamento é responsável pela hipersensibilidade. É aconselhável utilizar critérios intrínsecos e extrínsecos identificados por interrogatório. (17,20, 21)

A imputabilidade intrínseca diz respeito à história do doente, numa tentativa de estabelecer uma relação causal entre um medicamento e a ocorrência de um acontecimento adverso. Tem em conta critérios cronológicos, como o tempo decorrido entre a toma do medicamento e a ocorrência do incidente, o desenvolvimento de sintomas após a interrupção do tratamento e qualquer ingestão acidental do alergénio. Tem igualmente em conta critérios semiológicos. (22,23, 24)

A imputabilidade extrínseca diz respeito à coerência da hipótese alérgica com a literatura.

Deve ser realizada uma entrevista detalhada para caraterizar o tipo de reação inicial e orientar os testes a pedir. A EDNA validou um questionário que abrange os principais dados necessários em caso de acidente de hipersensibilidade (17) (anexo 5).

Na nossa série, em caso de imputabilidade duvidosa, foi decidido se todos os antibióticos beta-lactâmicos podiam voltar a ser tomados sem nova investigação alergológica em 16 doentes, 12 dos quais foram autorizados a tomar todos os antibióticos beta-lactâmicos com simples monitorização durante a toma do medicamento envolvido no episódio atual e 4 autorizados a tomá-los sem restrições. Este resultado sublinha a importância do questionamento, que permite levantar a restrição de prescrição, oferecendo uma escolha livre de tratamento sem necessidade de testes alergológicos.

Em caso de imputabilidade plausível, o medicamento implicado no acontecimento adverso é proibido. Apenas com base na anamnese, 6 doentes foram dispensados de uma investigação alergológica, 2 dos quais foram autorizados a tomar sob vigilância antibióticos betalactâmicos diferentes do medicamento implicado na reação atual e 4 foram autorizados a consumi-los sem vigilância especial.

Em caso de imputabilidade provável, 2 pacientes foram proibidos de receber antibióticos beta-lactâmicos sem sequer terem de efetuar uma investigação. A justificação para tal decisão baseou-se largamente em provas clínicas e na consideração do risco de alergias cruzadas.

Para o mesmo nível de imputabilidade, a decisão do farmacologista de realizar ou não uma investigação alergológica dependerá do medicamento tomado no momento do evento atual, da história prévia de alergia a medicamentos, da existência de dermografismo, da necessidade de tratamento prolongado com corticosteróides por outro motivo e, finalmente, da disponibilidade logística para realizar os testes. O fator tempo também é decisivo, uma vez que os testes alergológicos devem ser realizados num prazo mínimo de 6 semanas após o incidente (17).

É de notar que a importância do interrogatório não reside apenas na entrevista com o farmacologista ou o alergologista.

O envolvimento de farmacêuticos em casos de suspeita de alergia a antibióticos beta-lactâmicos pode ser parte da solução para o problema do sobre-diagnóstico. Nesta perspetiva, foi efectuado um estudo sobre o envolvimento dos farmacêuticos nos doentes com suspeita de alergia retardada às penicilinas, no qual foram incluídos 250 doentes. Com base apenas no interrogatório dos farmacêuticos, foram rejeitadas 160 suspeitas. (25)

1.1 Importância do tempo de aparecimento e desaparecimento dos sintomas na definição do tipo de hipersensibilidade

Um dos elementos preciosos e decisivos revelados pelo questionamento é o atraso entre o início e o desaparecimento da reação em relação à última dose de medicamento: o quadro de alergia imediata inclui frequentemente sintomas que surgem uma hora após a exposição, mas isso depende da via de administração (oral, intravenosa). Alguns autores sugeriram que seria mais lógico reconsiderar este prazo e alargá-lo para duas horas após a exposição. Classicamente, a HSI envolve urticária aguda e prurido, que se resolvem em 24 horas(12, 17).

Se os sinais clínicos persistirem por mais de 24 horas, o diagnóstico de HSI deve ser questionado, embora existam casos atípicos. No nosso estudo, os casos de urticária foram típicos em termos de início e resolução.

O quadro de hipersensibilidade retardada é menos óbvio devido à diversidade clínica da toxidermia e à multiplicidade de outros quadros possíveis. Os diagnósticos diferenciais, nomeadamente os infecciosos, são muito frequentes na população pediátrica. No entanto, em todos os casos, os sintomas aparecem mais de uma hora após a exposição.

1.2 Importância da análise semiológica dos sintomas para deduzir o mecanismo fisiopatológico e decidir sobre investigações adicionais

1.2.1 Hipersensibilidade imediata

A natureza urticariforme típica das lesões num contexto alérgico é altamente sugestiva de hipersensibilidade imediata. A gravidade que a pode acompanhar é definida pela hospitalização, pela intervenção da equipa do INEM ou pela necessidade de adrenalina. Esta gravidade exige a realização de um teste alergológico (17).

O mesmo valor diagnóstico é atribuído à noção de ataque asmático ou de perda de consciência, que podem por vezes ser os únicos indicadores de uma reação anafilática. Na nossa série, a anafilaxia de estádio 3 não foi acompanhada de lesões urticariformes numa criança. É de salientar que um outro caso de perda de consciência foi registado num doente, mas a anafilaxia não foi considerada. A imputabilidade foi considerada muito duvidosa e o reinício da utilização do medicamento foi autorizado, se necessário, sob controlo.

Dito isto, convém recordar que, no caso de uma reação ligeira, as lesões cutâneas não pruriginosas excluem por definição a urticária. (17). Além disso, na nossa série, contámos 5 casos de rush cutâneo inespecífico devido à ausência de prurido e à ausência de pertença a uma entidade semiológica particular. Nestes casos, a origem viral e/ou atópica pareceu ser a causa mais plausível.

1.2.2. Hipersensibilidade retardada

Por vezes, o mecanismo alérgico de uma reação retardada não é óbvio (por exemplo, hepatite, vasculite, ...), mas a natureza de risco de vida da reação justifica uma avaliação alergológica. Na nossa série, nenhuma das reacções tardias foi grave.

O exantema maculopapular é uma das toxidermias mais comuns associadas aos acidentes de RHS. (26)

Existe uma distinção entre a toxidermia benigna frequente, como o exantema maculopapular, e a toxidermia grave, como a toxidermia bolhosa (17,27).

Na nossa série, encontrámos 7 casos de exantema maculopapular. Foram efectuados testes de contacto em 3 deles. Apenas um teste foi positivo para amoxicilina-ácido clavulânico e negativo para cefalosporinas.

Foi registada uma suspeita de síndrome DRESS num doente com citólise superior a 30 vezes a norma. No entanto, não foram efectuados testes de remendo. A ceftazidima foi contra-indicada por ser a causa. Outras cefalosporinas foram autorizadas sob controlo.

2. O papel dos testes alergológicos adicionais

O valor preditivo do interrogatório, que continua a ser a pedra angular do processo de diagnóstico, varia entre 17% e 46%, dependendo do estudo (28), demonstrando a importância das investigações alergológicas em ambientes especializados.

2.1 Testes cutâneos

A escolha dos testes alergológicos depende da história e das manifestações clínicas do doente. Se se suspeitar de hipersensibilidade imediata, estão indicados os testes de leitura imediata, como os testes de puntura e a reação intradérmica (IDR). Por outro lado, se houver suspeita de hipersensibilidade retardada, estão indicados testes de leitura retardada, como os testes de contacto e/ou a IDR de leitura retardada. Uma vez concluídos os testes cutâneos, será tomada a decisão de acrescentar ou não um teste de provocação oral (TPO). Inicialmente, os testes cutâneos são efectuados com amoxicilina (apêndice 3) (Figura 17).

De acordo com a literatura, a prática dos testes alergológicos para os antibióticos beta-lactâmicos não está verdadeiramente normalizada, com variabilidade nas moléculas a testar e diferenças nos limiares de positividade. Atualmente, as moléculas suspeitas são testadas diretamente, mas a diferença reside ainda no processo de diluição(29,30).

2.1.1 Testes de punção

Demonstram a presença de anticorpos IgE específicos do alergénio nos mastócitos da pele responsáveis pela hipersensibilidade imediata (31). Em caso de dermatite ou infeção nas zonas de teste, o teste deve ser adiado até à cicatrização das lesões. Não é adequado efetuar o teste em conjunto com determinados tratamentos, tais como: (32)

❖ Os anti-histamínicos são uma fonte de falsos negativos. Deve deixar de os tomar durante cerca de uma semana.

❖ Os corticosteróides e os imunossupressores são também uma fonte de falsos negativos. É necessário um período de espera mais prolongado, consoante a natureza da molécula de corticosteroide e a via de administração. Esta situação é por vezes problemática em certas patologias em que a criança é obrigada a tomar corticosteróides durante um longo período. No nosso estudo, uma criança com asma foi obrigada a adiar os testes cutâneos em várias ocasiões devido à frequência dos tratamentos com corticosteróides orais recebidos para estas exacerbações.

* Alguns medicamentos, como os antiepilépticos e os ansiolíticos, interferem por vezes com a reação cutânea, mas não podem ser interrompidos. Nestes casos, a reatividade cutânea deve ser avaliada pelo controlo positivo. Na nossa série, nenhuma criança estava a fazer um destes tratamentos.

Os bloqueadores beta reduzem a eficácia da adrenalina nos casos de SIH, comprometendo o prognóstico vital do doente. Devem ser descontinuados em caso de realização de testes cutâneos, uma vez que existe um risco teórico de difusão. De facto, o principal risco da realização destes testes é a ocorrência de uma difusão loco-regional ou mesmo geral, que é excecional mas sempre possível. Este risco obriga a que estes testes sejam realizados em meio hospitalar com capacidade de gerir reacções graves como o choque anafilático, com infusão de segurança e monitorização regular dos sinais vitais. (17) Na nossa série, uma crise de asma foi desencadeada pelos testes cutâneos numa criança reconhecidamente asmática. Foi controlada com broncodilatadores nebulizados, dexametasona IV e anti-histamínicos orais. O estado hemodinâmico era estável, pelo que a adrenalina não se justificava.

Em termos práticos, o prick test é efectuado colocando uma gota do alergénio no antebraço ou nas costas. Utiliza-se uma agulha normalizada para fazer penetrar a gota na derme. O resultado do teste deve ser interpretado em relação a um controlo negativo, para garantir que o dermografismo não é ignorado, e a um controlo positivo à histamina, para testar a reatividade cutânea. (14,24)

No caso dos nossos doentes, as diluições foram efectuadas manualmente no dia do teste. Por exemplo, a dose máxima recomendada pela ENDA (48) é de 20 mg de amoxicilina. Na prática, as diluições são feitas até ao décimo e, dependendo da gravidade da reação imediata, o operador pode decidir com que concentração começar. Por exemplo, se a reação for grave, serão utilizadas diluições mais baixas numa primeira fase: 20 mg/ml, depois 200 mg/ml se o primeiro teste for negativo.

Após cerca de vinte minutos, o teste é interpretado através da avaliação da pápula e do eritema. O teste é considerado positivo se a pápula exceder os 3 mm (33).

Em casos de reação alérgica retardada, pode ser possível uma leitura retardada em 48 horas. O teste é positivo quando surge uma lesão eczematosa no local da picada (17,33).

É de notar que a escolha da betalactamina a testar depende também da gravidade da reação: no caso de uma reação grave, serão efectuados testes a potenciais moléculas alternativas da mesma família. Para as reacções comuns, serão testadas as moléculas consumidas, bem como as que apresentam um risco de alergia cruzada e as que poderiam servir de alternativas.

2.1.2. Reacções intradérmicas

Só são viáveis se as moléculas a testar estiverem disponíveis sob a forma injetável. Este teste é útil para investigar a hipersensibilidade imediata e retardada. Os RDI só são efectuados se a leitura imediata dos testes de puntura for negativa. As contra-indicações e interações medicamentosas são as descritas para os testes de puntura. A utilidade de um controlo positivo e negativo é igualmente justificada(34).

Este teste envolve a injeção de 0,5 ml de alergénio na derme do antebraço ou das costas. São recomendadas concentrações crescentes, passando o teste para a decimal seguinte se a primeira for negativa (33). O teste é interpretado após cerca de vinte minutos. A positividade é confirmada pelo aparecimento de uma pápula de mais de 3 mm de tamanho com eritema.

Pode ser efectuada uma leitura tardia após 48 horas se o incidente for mais consistente com hipersensibilidade tardia. A positividade será confirmada pelo aparecimento de uma lesão eczematosa no local da picada (34).

Os testes tuberculínicos podem, por vezes, ser difíceis de utilizar em crianças porque são mais ou menos dolorosos. No nosso caso, foi possível realizar um RID numa menina de 8 anos.

2.1.3. Testes de contacto

Os testes de contacto exploram a hipersensibilidade retardada. São o teste de eleição em casos de exantema maculopapular (35, 36). Em caso de reacções graves, os testes de adesivo devem ser efectuados em centros especializados. Para além das precauções já descritas para os testes cutâneos, este teste não deve ser realizado em caso de fototerapia (37) para evitar falsos negativos. Por exemplo, a amoxicilina é testada numa concentração de 30% em vaselina e depois aplicada na pele sob a oclusão de um penso. As leituras são efectuadas em duas fases, às 48 e 96 horas, ou numa única fase com uma leitura atrasada. Para evitar falsos positivos devido à maceração, a leitura pode ser atrasada 3 horas.

O teste é considerado positivo se forem observados eritema, vesículas, prurido e/ou edema (17,37).

2.1.4. Valores de diagnóstico

Na investigação da alergia imediata aos beta-lactâmicos, os testes de puntura são menos sensíveis do que os testes tuberculínicos. (38).

Na investigação da hipersensibilidade retardada, os testes tuberculínicos são também mais sensíveis do que os testes de contacto (39).

Para uma melhor avaliação da contribuição dos testes cutâneos, era necessário efetuar testes de reintrodução oral em doentes com resultados positivos e, evidentemente, tal prática não era isenta de riscos, o que colocava um problema ético (39). É por isso que o valor preditivo positivo não foi estudado, ao passo que o valor preditivo negativo foi bem estudado. Por exemplo, para as penicilinas, a sensibilidade destes testes varia entre 61 e 100%, o que sublinha o elevado valor preditivo negativo, enquanto a sua especificidade varia entre 27 e 98% consoante as séries (2,39,40).

Na nossa série, foi efectuado um teste de provocação oral num único doente que tinha desenvolvido urticária enquanto recebia amoxicilina, com um teste prick negativo. Este resultado foi consistente com a literatura, que salienta o elevado valor preditivo negativo do TPO e dos testes de puntura em determinadas concentrações (2,39,40).

2.2. Ensaios in vitro

A IgE total não tem lugar nos casos de alergia aos beta-lactâmicos. Para a amoxicilina, por exemplo, a sensibilidade varia de 0 a 53%, mas a especificidade pode atingir 100% (42,43).

Os testes de ativação leucocitária baseiam-se no seguinte princípio: os leucócitos do sangue do doente (nomeadamente os basófilos), sensibilizados por anticorpos IgE específicos, podem ser activados pelo medicamento quando este é adicionado ao meio de sobrevivência. Existem muitos testes, mas atualmente estão limitados ao campo da investigação, uma vez que apresentam dificuldades metodológicas e não foram validados (44).

2.3. Testes de provocação oral

O teste de referência para confirmar o diagnóstico de alergia a medicamentos continua a ser o OPT. No entanto, só se justifica se as investigações anteriores forem negativas. Este teste comporta um risco significativo e só deve ser realizado num hospital, num centro especializado, com equipamento e recursos humanos capazes de assegurar a reanimação. O TPO realizado neste estudo foi efectuado na enfermaria de pediatria, na presença da equipa de cuidados intensivos pediátricos.

Foi elaborado um protocolo OPT pelo grupo ENDA (32). Este teste pode ser utilizado para confirmar a hipersensibilidade em casos de suspeita de alergia a antibióticos beta-lactâmicos com investigações cutâneas negativas. Esta é exatamente a indicação para o OPT utilizado na nossa série.

Este teste pode igualmente ser utilizado para verificar a tolerância dos doentes alérgicos à penicilina a outras moléculas, a fim de propor soluções terapêuticas, como a sua tolerância às cefalosporinas.

São contra-indicados em casos de gravidez, condições progressivas como asma mal controlada, hipersensibilidade grave e testes cutâneos positivos. (45,46)

2.4. Valores de diagnóstico de TPO

Embora a sensibilidade do TPO seja indiscutível, a necessidade da sua utilização continua a ser controversa. De facto, alguns autores defendem que a elevada relação custo-eficácia dos testes cutâneos justifica a inutilidade do

TPO (47,48). Na nossa série, o TPO foi negativo na mesma ordem que os testes cutâneos. Outros estudos (17,40) referem diagnósticos positivos de alergia à penicilina com TPO em 30,7% e 17% dos casos. Alguns autores estipulam que, com concentrações mais elevadas de ingrediente ativo nos testes cutâneos, o risco de falsos negativos não excede os 5%. Além disso, o valor preditivo negativo do TPO para penicilinas, por exemplo, situa-se entre 94% e 100% (49), justificando a autorização da amoxicilina num doente que tenha tido um TPO negativo para amoxicilina, como acontece na nossa série (50).

III. SOBRE-DIAGNÓSTICO" DA ALERGIA AOS BETALACTÂMICOS

Muitos doentes são erradamente diagnosticados como alérgicos (51). Também na nossa série, das 38 crianças com suspeita de alergia, apenas 13,15% eram efetivamente alérgicas, o que é consistente com a literatura.

Os diagnósticos diferenciais são principalmente infecciosos na população pediátrica. De facto, como já foi explicado nas formas clínicas, muitas infecções bacterianas e virais assemelham-se muito a manifestações alérgicas. No nosso estudo, esta possibilidade foi levantada em mais de metade dos casos.

Entre os diagnósticos diferenciais a considerar na população pediátrica encontram-se as alergias alimentares. Estas incluem a alergia à proteína do leite de vaca, a alergia ao ovo e a alergia aos frutos secos, que são comuns em crianças muito pequenas. Na nossa série, esta possibilidade foi levantada em duas crianças que tinham ingerido um alimento com elevado potencial alergénico. Mas como o tempo médio entre o evento e a consulta alergológica foi bastante longo (118 dias), a exatidão da informação em relação à ingestão de alimentos foi questionável.

IV. BENEFÍCIOS DA ELIMINAÇÃO DO SOBRE-DIAGNÓSTICO

Um estudo canadiano multicêntrico mostrou que a investigação alergológica levou a um aumento significativo da utilização de antibióticos beta-lactâmicos em doentes inicialmente rotulados como alérgicos (52).

Vários outros estudos demonstraram o papel da consulta alergológica intra-hospitalar para suspeitas de alergias a antibióticos, de modo a minimizar o custo global da hospitalização (53,54).

É de salientar que muitos médicos evitam prescrever antibióticos beta-lactâmicos com base numa simples dúvida da família, mesmo que tenha sido efectuada uma investigação alergológica que ateste a ausência de alergia. Este resultado foi também demonstrado num estudo ocidental sobre o comportamento de 206 doentes e 163 médicos em caso de teste de alergia negativo às penicilinas, no qual 52% dos doentes voltaram a tomar uma penicilina e apenas 29% dos médicos voltaram a receitá-la. (55)

V. FACTORES PREDITIVOS DO APARECIMENTO DE UMA VERDADEIRA ALERGIA

ÀS BETALACTAMINAS

Estudos demonstraram que determinadas condições médicas, como a fibrose quística ou a SIDA, podem predispor a alergias aos antibióticos β-lactâmicos. A administração intermitente e repetida e a via intravenosa são também factores de predisposição (56).

A relação entre a gravidade da reação apresentada e a realidade da alergia não está claramente estabelecida na literatura. Por esta razão, a investigação deve ser efectuada não só para reacções graves, mas seguindo as árvores de decisão descritas acima, mesmo para manifestações menores. (57)

Além disso, nesta série, as investigações alergológicas, embora em número reduzido, não se limitaram a reacções graves.

VI. LIMITAÇÕES DO ESTUDO

Este estudo apresenta algumas lacunas:

- ❖ A dimensão da amostra é reduzida

- ❖ Os dados anamnésicos comunicados pelos doentes (ou pelos seus familiares) são por vezes pouco precisos

- ❖ O tempo necessário para consultar o médico é por vezes prolongado (mais de um ano), o que pode afetar a exatidão dos factos relatados. Além disso, esta demora implica muitas vezes que os diagnósticos diferenciais, nomeadamente os infecciosos, bastante frequentes na população pediátrica, não podem ser excluídos com certeza.

- ❖ A distinção entre hipersensibilidade imediata e retardada baseou-se essencialmente no tempo que demorou a aparecerem os sintomas, embora este tempo não fosse claro em muitos casos, provavelmente devido aos longos períodos de consulta.

- ❖ A variabilidade do leitor da pontuação de imputabilidade: embora esta pontuação esteja normalizada, o elemento subjetivo não foi completamente eliminado. A compreensão e a interpretação dos factos relatados pelas crianças ou pelos seus pais podem variar de um investigador para outro, enquanto a entrevista farmacológica nesta população nem sempre foi realizada pela mesma pessoa.

❖ A variabilidade do leitor da pontuação de imputabilidade pode levar a diferenças de atitudes e decisões finais relativamente à necessidade ou não de uma investigação alergológica. Do mesmo modo, o diagnóstico positivo de uma alergia apenas através da história pode ser impreciso. Neste caso, a investigação alergológica foi solicitada por alguns investigadores, mas não por outros. Esta discrepância é certamente explicada pela história alérgica dos doentes e pela gravidade do quadro clínico, mas também pode ser explicada pela interpretação subjectiva dos factos e pelas possibilidades logísticas de realizar ou não a investigação alergológica no momento da consulta. Estas discrepâncias podem, em última análise, distorcer o diagnóstico final.

❖ A investigação alergológica foi indicada em 14 doentes, mas só foi efectuada em metade deles, o que distorceu a percentagem de alergia confirmada em comparação com os 38 casos de suspeita de alergia recrutados.

VII. DESTAQUES DO ESTUDO

Seria útil sublinhar os pontos fortes deste estudo:

❖ Este estudo aborda um problema comum na população pediátrica

❖ Este estudo destacou a possibilidade de diagnósticos alternativos às alergias na população pediátrica, tais como infecções virais e bacterianas, alergias alimentares e atopia cutânea.

Os resultados deste estudo encorajam os pediatras a voltar a prescrever antibióticos betalactâmicos quando a pontuação de imputabilidade é duvidosa na presença de argumentos suficientes em colaboração com o serviço de farmacovigilância, dada a baixa frequência de alergias verdadeiras. Estes resultados também os encorajam a ousar prescrever novamente antibióticos beta-lactâmicos quando os resultados da investigação alergológica são negativos.

CONCLUSÃO

Entre os efeitos secundários mais comuns dos medicamentos contam-se as reacções alérgicas (1). Os medicamentos mais frequentemente culpados são os antibióticos, nomeadamente os antibióticos beta-lactâmicos. O problema é que muitos doentes são erradamente diagnosticados como alérgicos (2,3). Esta amálgama de alergia, alergia cruzada e falsa alergia, com todas as limitações de prescrição que implica, coloca um problema acrescido nos doentes pediátricos, vulneráveis às infecções. É neste contexto que foi realizado o nosso trabalho, cujos objectivos eram estudar as caraterísticas de uma população pediátrica encaminhada para o serviço regional de farmacovigilância de Sfax por suspeita de alergia a antibióticos betalactâmicos, enumerando o carácter imediato ou retardado das reacções segundo a cronologia e os dados clínicos.

Trata-se de um estudo descritivo, transversal, de centro único, baseado numa população de crianças que consultaram o serviço regional de farmacovigilância de Sfax por suspeita de reacções adversas a medicamentos e que tinham tomado pelo menos um medicamento da família dos beta-lactâmicos. A idade limite era de 15 anos. Os critérios de exclusão foram essencialmente registos incompletos e a utilização de outros medicamentos que não os antibióticos beta-lactâmicos. Os dados foram recolhidos dos processos clínicos dos doentes, incluindo dados sociodemográficos, antecedentes patológicos e alergológicos gerais, exposição a medicamentos e alimentos, dados relativos à natureza do acontecimento adverso e os resultados dos cálculos da pontuação de imputabilidade. Foram também registados os dados da investigação alergológica.

Havia 38 crianças com uma relação sexual M/F de 1,53. A idade média da nossa população foi de 5,5 ± 3,8 anos. Não havia antecedentes familiares ou pessoais de alergia a medicamentos na nossa população. Apenas um caso de dermografismo foi registado. Não havia história documentada de urticária crónica ou de alergia alimentar. Registou-se a presença de atopia em 5 crianças (13,15%). A asma foi registada em duas crianças (5,26%). Relativamente ao evento adverso estudado, os sinais cutâneos foram a manifestação mais frequente em N=32 crianças (84,2%), seguidos dos sinais respiratórios em N=4 crianças (10,5%). A urticária típica foi diagnosticada em 20 crianças (52,6%). O exantema maculopapular típico foi registado em 7 doentes (18,4%). O envolvimento da pele afectou todo o corpo em N=28 casos (73,63%). Registou-se apenas um caso de angioedema associado a urticária. O aparecimento de manchas com cianose foi registado em apenas um doente (2,6%). O desconforto respiratório foi referido por 4 doentes (10,5%). A sibilância foi registada em apenas um caso (2,6%).

Os sinais neurológicos estavam presentes em 3 doentes (7,9%), incluindo uma reação do tipo mastigatória e hipertonia num doente que tomava cefotaxima, acompanhada de cianose. Estes foram os únicos sinais de anafilaxia de fase 3 neste doente. Apenas num doente (2,6%) foram observados sinais digestivos, sob a forma de dor abdominal confundida com anafilaxia, com aumento das enzimas pancreáticas numa criança a tomar ceftazidima.

A hipersensibilidade imediata foi registada em N=21 doentes (55,26% da população estudada). De acordo com a classificação de Ring e Messmer, a maioria dos casos encontrava-se no estádio 1, com lesões urticariformes típicas. O estádio 2 foi registado num doente com urticária e pieira.

Foi observada anafilaxia de fase 3 com cianose, mosqueado,

mastigação e hipertonia dos membros num doente sem urticária típica. Na população estudada, o exantema maculopapular típico foi identificado em 7 doentes, ou seja, 18,4% dos casos. No que respeita à exposição no momento do acontecimento adverso, o consumo de um agente histaminolítico do tipo chocolate no dia do acontecimento foi relatado em apenas um doente. O consumo de marisco foi notificado em duas crianças. Foi documentada medicação que não antibióticos betalactâmicos em mais de metade dos casos (N=20, 52,6%). Para além dos antibióticos, o paracetamol foi o medicamento mais frequentemente co-prescrito em N=8 (21,1%), seguido dos AINEs e dos corticosteróides em N=4 (10,5%) cada. A terapêutica antibiótica foi prescrita concomitantemente com antibióticos betalactâmicos em 9 doentes (23,7%). O fármaco mais utilizado foi a vancomicina em 4 doentes (10,52%). A amoxicilina foi o fármaco mais frequentemente utilizado pelos doentes da população estudada (39,5%). As cefalosporinas de 3ª geração foram utilizadas em 34,2% dos casos.

Em N=25 casos (66%), as crianças tinham recebido o antibiótico por via oral. A ORL foi o motivo mais frequentemente referido para a prescrição de antibióticos betalactâmicos em N=11 casos (28,9%). Relativamente à imputabilidade cronológica, o tempo médio decorrido entre a última dose de medicação e a reação adversa foi de 3,7 horas ±4,03, com extremos que variaram entre 6 minutos e 12 horas; este tempo foi inferior ou igual a uma hora, indicando uma reação imediata em 4 doentes (31%), e superior a uma hora, indicando uma reação tardia em 9 doentes (69%). Após o tratamento sintomático e a interrupção da antibioterapia, as manifestações clínicas foram resolvidas em 34 doentes (89,47%). De acordo com o score de Bégaud, a imputabilidade cronológica foi duvidosa em N=18 doentes (47%)

e plausível em N=17 outros (45%). Foi provável em apenas dois doentes. A imputabilidade semiológica foi duvidosa em metade dos casos (N=19). Foi provável em apenas um doente. Os diagnósticos diferenciais foram evocados nos casos de imputabilidade semiológica duvidosa (S1). Estes incluíam infeção N=21 (55%), alergia a outros tratamentos concomitantes N=4 (10,5%), alergia alimentar após consumo de marisco N=2 (5,26%) e histaminoliberação num doente atópico que tinha consumido chocolate (2,6%). A imputabilidade intrínseca foi duvidosa em N=25 casos (65,78%). Foi provável apenas num doente. Em 63,15% dos casos (N=24), a imputabilidade global da reação adversa ao medicamento tomado foi duvidosa. Foi provável em 3 doentes (8%). Foram efectuadas investigações alergológicas em apenas 6 crianças (15,78%). Os testes de contacto foram utilizados para diagnosticar a alergia à amoxicilina + ácido clavulânico num doente que tinha dado positivo para este composto e negativo para a cefpodoxima e a cefuroxima. Um teste tuberculínico de leitura imediata confirmou a alergia à C3G numa rapariga cujo teste cutâneo era duvidoso. Um teste de puntura foi claramente positivo para o ácido clavulânico amoxicilina e C1G, e inconclusivo para C3G. No entanto, dada a ocorrência de uma crise de asma, não foi efectuada uma RDI para as cefalosporinas e o teste foi considerado positivo, tendo sido proibidos todos os antibióticos beta-lactâmicos.

O questionamento foi central para a abordagem diagnóstica neste estudo. Na nossa série, em caso de imputabilidade duvidosa, foi tomada uma decisão sobre a possibilidade de retomar todos os antibióticos beta-lactâmicos sem investigação alergológica adicional em 16 doentes, 12 dos quais foram autorizados a tomar todos os antibióticos beta-lactâmicos com simples monitorização durante a toma do medicamento envolvido no episódio atual e 4 autorizados a tomá-los sem restrições. Este resultado sublinha a importância do questionamento, que permite levantar a restrição de prescrição, oferecendo uma escolha livre de tratamento sem necessidade de testes alergológicos.

Para distinguir o mecanismo de hipersensibilidade, o tempo de início é um fator importante. Classicamente, a HIH envolve urticária e prurido agudos, que surgem uma hora após a toma do fármaco, com resolução em 24 horas(12, 17). A natureza urticariforme típica das lesões num contexto alérgico é altamente sugestiva de hipersensibilidade imediata. A gravidade do quadro exige uma investigação alergológica (17), que pode ser resumida pela noção de crise asmática ou perda de consciência, que por vezes podem ser os únicos indicadores de uma reação anafiláctica. Na nossa série, a anafilaxia de fase 3 não foi acompanhada de lesões urticariformes numa criança. Dito isto, convém recordar que, no caso de uma reação ligeira, as lesões cutâneas não pruriginosas excluem, por definição, a urticária. (17). Além disso, na nossa série, contámos 5 casos de rush cutâneo inespecífico devido à ausência de prurido e à ausência de pertença a uma entidade semiológica particular. Nestes casos, a origem viral e/ou atópica pareceu ser a causa mais plausível. O quadro de hipersensibilidade retardada é menos evidente devido à diversidade clínica da toxidermia e à multiplicidade de outros quadros possíveis, sendo os diagnósticos diferenciais sobretudo infecciosos na população pediátrica. De facto, como já foi explicado nas formas clínicas, muitas infecções bacterianas e virais assemelham-se muito a manifestações alérgicas. No nosso estudo, esta possibilidade foi levantada em mais de metade dos casos.

A alergia alimentar é um dos diagnósticos diferenciais a ter em conta no doente pediátrico. Na nossa série, esta possibilidade foi levantada em duas crianças que tinham ingerido um alimento com elevado potencial alergénico. No entanto, como o tempo médio entre o evento e a consulta de alergologia foi bastante longo (118 dias), a exatidão da informação sobre a ingestão de alimentos foi questionável.

A dose máxima recomendada pela ENDA (48) é de 20 mg de amoxicilina. Os testes tuberculínicos só são efectuados se a leitura imediata dos testes por picada for negativa para HSI e se os testes por adesivo também forem negativos para HSR (34). Os testes cutâneos podem, por vezes, ser difíceis de utilizar em crianças porque são mais ou menos dolorosos. Nos nossos doentes, foi possível realizar uma prova tuberculínica numa menina de 8 anos. O TPO realizado neste estudo foi efectuado na enfermaria de pediatria, na presença da equipa de cuidados intensivos pediátricos, aplicando as recomendações de boas práticas do grupo ENDA (32). Este estudo salientou a possibilidade de outros diagnósticos alternativos para além das alergias na população pediátrica, tais como infecções virais e bacterianas, alergias alimentares e atopia cutânea. Os resultados deste estudo encorajam os pediatras a voltar a prescrever antibióticos betalactâmicos quando a pontuação de imputabilidade é duvidosa, na presença de argumentos suficientes, em colaboração com o serviço de farmacovigilância, dada a baixa frequência de alergias verdadeiras.

REFERÊNCIAS

1. Demoly P. Alergias a medicamentos. Médecine thérapeutique / Pédiatrie. 1 Jan 2007;10(1):34-43.

2. Haouichat H, Guénard L, Bourgeois S, Pauli G, De Blay F. Les tests cutanés dans l'exploration de l'allergie à la pénicilline. Revue Française d'Allergologie et d'Immunologie Clinique. Dez 2002;42(8):779-792.

3. Demoly P, Piette V, Messaad D. Diagnóstico de alergia a medicamentos: que testes e em que circunstâncias? 24 Abr 2008

4. Vanderlinden P. Skin Reactions to Antibacterial Agents in General Practice (Reacções cutâneas a agentes antibacterianos em clínica geral). Journal of Clinical Epidemiology. agosto de 1998;51(8):703-708.

5. MacLaughlin EJ, Saseen JJ, Malone DC. Costs of beta-lactam allergies: selection and costs of antibiotics for patients with a reported beta-lactam allergy. Arch Fam Med. agosto de 2000;9(8):722-726.

6. Sade K, Holtzer I, Levo Y, Kivity S. The economic burden of antibiotic treatment of penicillin-allergic patients in internal medicine wards of a general tertiary care hospital. Clinical Experimental Allergy. abril de 2003;33(4):501-506.

7. Blanca M, Romano A, Torres MJ, Férnandez J, Mayorga C, Rodriguez J, et al. Atualização da avaliação das reacções de hipersensibilidade aos betalactâmicos. Allergy. Feb 2009;64(2):183-193.

8. C. Ponvert, C. Weilenmann, J. Wassenberg, P. Walecki, M. L. Bourgeois, J. De Blic, P. Scheinmann, Allergy to betalactam antibiotics in children: a prospective follow-up study in retreated children after negative responses in skin and challenge tests, Allergy, 2007.

9. Naïm Ould, Alexis Rybak, Robert Cohen. Alergia à penicilina em pediatria: qual é a realidade e quando é que a amoxicilina deve ser descontinuada? La revue du praticien. 2018, 68(4);355-8

10. Iwona Poziomkowska-Gçsicka, Michal Kurek. Manifestações clínicas e causas de anafilaxia. Análise de 382 casos do registo de anafilaxia na província da Pomerânia Ocidental, na Polónia.Int J Environ Res Public Health. 2020 Abr; 17(8): 2787.

11. Blanca M, Romano A, Torres MJ, Férnandez J, Mayorga C, Rodriguez J, et al. Atualização da avaliação das reacções de hipersensibilidade aos betalactâmicos. Allergy. Feb 2009;64(2):183-193.

12. Andreas J. B. Hipersensibilidade imediata a medicamentos: sinais clínicos, sinais de perigo e armadilhas. Revista Francesa de Alergologia e Imunologia Clínica. abril de 2006;46(3):279-282.

13. M. Vigan. Testes epicutâneos. Anais de Dermatologia e Venereologia. 2009. 136, 606-609

14. Bousquet P, Demoly P. Les urticaires au cours d'un traitement anti-infectieux : est-il vraiment souvent en cause ? Revue Française d'Allergologie et d'Immunologie Clinique, abril 2006;46(3):288-294.

15. Ponvert C. Fisiopatologia e principais princípios diagnósticos e terapêuticos das reacções anafilácticas e anafilactóides. Revue Française d'Allergologie et d'Immunologie Clinique. Dez 2000;40(8):793-803.

16. Laxenaire M-C, Mertes P-M. Acidentes anafilácticos. EMC - Medicina. Fev. 2004;1(1):59-69.

17. AUTEGARDEN Elodie. Rastreio das alergias à penicilina em clínica geral: validação de uma árvore de decisão simplificada num centro de alergologia de referência Tese de doutoramento em medicina Paris 2013

18. C.Ponvert. Principais princípios do diagnóstico etiológico das reacções de hipersensibilidade imediata a medicamentos e substâncias biológicas. Revue Française d'Allergologie et d'Immunologie Clinique. junho de 2007;47(4):292-297.

19. Blanca M, Romano A, Torres MJ, Férnandez J, Mayorga C, Rodriguez J, et al. Atualização da avaliação das reacções de hipersensibilidade aos betalactâmicos. Allergy. Feb 2009;64(2):183-193

20. Veyrac G, Jolliet P. Urticaire médicamenteuse et imputabilité. Revue Française d'Allergologie et d'Immunologie Clinique. abril de 2006;46(3):283-287.

21. Pirson F. As doenças alérgicas: papel do médico de família. Louvain médical. 2004 ;123(2): s12-s20.

22. Chosidow O, Herson S, =Departamento de Medicina Interna. Hospital Pitié-Salpêtrière. Paris. FRA. Critérios de imputabilidade dos acidentes de origem médica. La Revue Du Praticien. 1997;47(15):1729-1732.

23. Salkind AR, Cuddy PG, Foxworth JW. O exame clínico racional. Este doente é alérgico à penicilina? Uma análise baseada em evidências sobre a probabilidade de alergia à penicilina. JAMA. 2001 May 16;285(19):2498-505.

24. LEHERICEY Margot. Alergia aos betalactâmicos: evolução dos doentes após

investigação alergológica. Tese de doutoramento em medicina. Caen Normandie. 2020

25. Du Plessis T, Walls G, Jordan A, Holland DJ. Implementação de um serviço de desmarcação de alergia à penicilina orientado por um farmacêutico num hospital público. J Antimicrob Chemother. 6 de fevereiro de 2019;

26. Fiszenson-Albala F, Auzerie V, Mahe E, Farinotti R, Durand-Stocco C, Crickx B, et al. A 6 month prospective survey of cutaneous drug reactions in a hospital setting. British Journal of Dermatology. 2003;149(5):1018-22.

27. Barbaud A, Gonçalo M, Bruynzeel D, Bircher A, Sociedade Europeia de Dermatite de Contacto. Diretrizes para a realização de testes cutâneos com medicamentos na investigação de reacções cutâneas adversas a medicamentos. Contact Derm. 2001 Dec;45(6):321-8.

28. Park MA, Li JTC. Diagnosis and Management of Penicillin Allergy (Diagnóstico e tratamento da alergia à penicilina). Mayo Clinic Proceedings. março de 2005;80(3):405-410.

29. Foong R-XM, Logan K, Perkin MR, du Toit G. Falta de uniformidade na investigação e gestão da suspeita de alergia a β-lactâmicos em crianças. Pediatr Allergy Immunol. 2016;27(5):527-32.

30. Blanca M, Romano A, Torres MJ, Férnandez J, Mayorga C, Rodriguez J, et al. Atualização da avaliação das reacções de hipersensibilidade aos betalactâmicos. Allergy. 2009 Feb;64(2): 183-93.

31. Jacques Charpin, Daniel Vervloet. Allergologie. médecine sciences flammarion.

32. Aberer W, Bircher A, Romano A, Blanca M, Campi P, Fernandez J, et al. Drug provocation testing in the diagnosis of drug hypersensitivity reactions: general considerations. Allergy. 2003;58(9):854-863

33. Barbaud A, Goncalo M, Bruynzeel D, Bircher A. Guidelines for performing skin tests withdrugs in the investigation of cutaneous adverse drug reactions. Proposto pelo grupo de trabalho do ESCD para o estudo de testes cutâneos na investigação de reacções adversas cutâneas a medicamentos. Dermatite de Contacto. dezembro de 2001;45(6):321-328.

34. Vanessa Chum. Preparações alergológicas para testes intradérmicos no Hospital Universitário de Nancy. Determinação do custo direto de fabrico pela farmácia interna. Ciências Farmacêuticas. 2015

35. IB. Milpied, A.-S. Darrigade. Interesse dos patch-tests de medicamentos muito distantes de uma toxidermia.Annales de Dermatologie et de Vénéréologie. Volume 144, Edição 12, Suplemento, dezembro de 2017, Páginas S142-S143

36. Romano A, Blanca M, Torres MJ, Bircher A, Aberer W, Brockow K, et al. Diagnosis of nonimmediate reactions to beta-lactam antibiotics. Allergy. Nov 2004;59(11):1153-1160.

37. Brockow K, Romano A, Blanca M, Ring J, Pichler W, Demoly P. General considerations for skin test procedures in the diagnosis of drug hypersensitivity. Allergy. Jan 2002;57(1):45-51.

38. Sarti W. Uso rotineiro de testes cutâneos para alergia imediata à penicilina em 6764 pacientes de uma clínica ambulatorial. Annals of allergy, asthma & immunology: publicação oficial do American College of Allergy, Asthma, & Immunology. 1985;155-61

39. Torres M-J, Sanchez-Sabate E, Alvarez J, Mayorga C, Fernandez J, Padial A, et al. Avaliação de testes cutâneos em reacções alérgicas não imediatas a penicilinas. Allergy. Feb 2004;59(2):219 -224.

40. Torres J, Romano A, Mayorga C, Carmen M, Guzman AE, Reche M, et al. Avaliação diagnóstica de um grande grupo de pacientes com alergia imediata a penicilinas: o papel dos testes cutâneos. Allergy. setembro de 2001;56(9):850-856.

41. Demoly P, Arnoux B. Explorations biologiques des allergies médicamenteuses. Revue Française d'Allergologie et d'Immunologie Clinique. setembro de 2004;44(5):450-455.

42. Imnaculada Donna, Maria J Torres, Maria I Montanes, Tahia D Fernandez. Teste de diagnóstico in vitro para alergia a antibióticos. Alergia Asma Imunol Res. 2017, julho.9(4):288-298

43. H Chaabane, S Levevre, C Dzviga. Recomendações para a prescrição e a interpretação de exames biológicos utilizados no âmbito do diagnóstico ou do acompanhamento de alergias, disponíveis em França Parte 4: alergia a medicamentos. Rev Française d'allergologie. 2021. Modelo G. REAVL-3046

44. Ponvert C. Fisiopatologia e principais princípios diagnósticos e terapêuticos das reacções anafilácticas e anafilactóides. Revue Française d'Allergologie et d'Immunologie Clinique. Dez 2000;40(8):793-803.

45. 45 Chosidow O, Herson S, =Departamento de Medicina Interna. Hôpital Pitié-Salpêtrière. Paris. FRA. Critérios de imputabilidade dos acidentes de origem médica. La Revue Du Praticien. 1997;47(15):1729-1732

46. 46.Romano A, Blanca M, Torres MJ, Bircher A, Aberer W, Brockow K, et al. Diagnóstico de

47. Reacções não imediatas aos antibióticos beta-lactâmicos. Allergy. 2004 Nov;59(11):1153-60.

48. 47 Alan R. Salkind; MD Paul C. Cuddy. Este doente é alérgico à penicilina? JAMA. 2001;285(19):2498-2505.

49. 48 Solensky R. Hypersensitivity Reactions to Beta-Lactam Antibiotics. Clinical Reviews in Allergy & Immunology. 2003;24(3):201-220.

50. Bousquet PJ, Pipet A, Bousquet-Rouanet L, Demoly P. Os desafios orais são necessários para o diagnóstico da hipersensibilidade aos β-lactâmicos. Alergia Clínica e Experimental. Nov 2007

51. M. Thimmesch, K. El Abd. Revue Française d'AllergologieVolume 61, Edição 2, março de 2021, Páginas 81-86.

52. Demoly P, Piette V, Messaad D. Diagnóstico de alergia a medicamentos: que testes e em que circunstâncias? 24 Abr 2008

53. Leis JA, Palmay L, Ho G, Raybardhan S, Gill S, Kan T, et al. Teste cutâneo de alergia a β-lactâmicos no local de atendimento por programas de administração antimicrobiana: uma avaliação prospetiva multicêntrica pragmática. Clin Infect Dis. 1 de outubro de 2017; 65 (7): 1059-65.

54. Trubiano JA, Thursky KA, Stewardson AJ, Urbancic K, Worth LJ, Jackson C, et al. Impacto de um programa integrado de testes de alergia a antibióticos na administração de antimicrobianos: uma avaliação multicêntrica. Clin Infect Dis. 2017 01;65(1):166-74.

55. Modi AR, Majhail NS, Rybicki L, Athans V, Carlstrom K, Srinivas P, et al. O teste cutâneo de alergia à penicilina como uma intervenção de administração de antibióticos reduz as exposições alternativas a antibióticos em receptores de transplante de células estaminais hematopoiéticas. Transpl Infect Dis. 2019 Dec;21(6):e13175.

56. C.-A. Khau, et al. Intérêt d'une exploration allergologique aux pénicillines, Service d'allergologie et dermatologie. Revista Francesa de Alergologia.2013 53(3):364

57. C.-A. Khau, A. Vial-Dupuy, H. Gaouar, J.-E. Autegarden, E. Amsler, A. Nissen, C. Pecquet, C. Frances, A. Soria, Interesse de uma exploração alergológica às penicilinas, Service d'allergologie et dermatologie, hôpital Tenon, AP-HP, Paris, França

58. Pascal Demoly, Dominique Hillaire-Buys, Nadia Raison-Peyron, Philippe Godard, Francois-Bernard Michel, Jean Bousquet Identificar e compreender as alergias a medicamentos. Med Sci (Paris). 2003 março; 19(3): 327-336.

APÊNDICES

Anexo 1: Modelo de formulário

Alergias a antibióticos beta-lactâmicos em crianças

Données sociodemographiques:

Nom…………………………………….prénom…………………………………

Sexe……………………………origine: urbaine   rurale

Date de naissance ………………………………

age……………………………ans

ATCD familiaux d'allergie aux bêtalactamines: oui   non

ATCD personnels: atopie   asthme   urticaire chronique   dermographisme

autre……………………………

Date de survenue de la réaction …………………

Survenue de la réaction en ambulatoire ou en hospitalier

Délai entre la réaction et la consultation……………………………

Alimentation histamino-libératrice: fraise   chocolat   thon   fromages

charcuteries

Concernant l'événement allergique

− Motif de prescription

− Voie d'administration du médicament: per os   intraveineuse

Intramusculaire (pour la rocéphine) :

− Facteurs confondants :

  autres médicaments: oui   non

si oui: AINS   paracétamol   autre ATB(molécule :)

antihistaminique   ADT   corticoïdes neuroleptique

autre   autre ....

maladie associée: virose (fièvre)

- Antibiotique administré :

  amoxicilline   amox+acide clav   C1G

  C2G   C3G orale (molécule :)

  C3G voie parentérale (molécule :)

  PENI G   autre

- Sensibilisation antérieure(prise antérieure du médicament) :

- Sensibilisation antérieure(prise antérieure du médicament) :

- Chronologie : Jour combien du traitement /Délai en heure entre la prise du médicament et la réaction............................ (J/H)

- Qualificatif de la réaction: immédiate   retardée

- Caractéristiques de la réaction: cutanées   systémiques

                     Immédiats   non immédiats

  - Symptômes cutanés: prurit isolé   urticaire   réaction exfoliative , exanthème maculo-papuleux,   toxidermie

    Durée des Symptômes cutanés:

  - Symptômes systémique type immédiat:

I : Urticaire généralisée, prurit, malaise, anxiété

II: Angiœdème, oppression thoracique, vertiges, symptômes

digestifs (nausées, vomissements, diarrhées, douleurs

abdominales)

Avec ou sans les symptômes du stade précédent

III: Dyspnée, sibilances, stridor, dysphagie, dysarthrie, dysphonie,

faiblesse, confusion, sensation de mort imminente

Avec ou sans les symptômes des stades précédents

IV : Hypotension, état de choc, perte de connaissance, perte de

selles/urines, cyanose

Avec ou sans les symptômes des stades précédents

– Reprise d'une b-lactamine par la suite sans réaction : (molécule :)

<u>Concernant le score d'imputabilité de la pharmacovigilance</u>

Chronologique: C

Sémiologique: S

Intrinsèque: I

Extrinsèque:E

Interprétation globale du score: Douteux, Plausible, Vraisemblable

Décision de la pharmacovigilance: ....

Diagnostic différentiel ....

<u>Concernant les tests diagnostics réalisés</u>

Prick test ☐   résultats..................................

Patch test ☐   résultats..................................

IDR à lecture immédiate ☐   IDR à lecture tardive ☐

résultats.................................

TPO ☐   résultats....................................

IgE spécifiques☐   résultats..................................

Apêndice 2: Classificação de Ring e Messmer (10)

Classification de Ring et Messmer	
Grades	**Symptômes**
I	**Signes cutanéo-muqueux** érythème, urticaire, avec ou sans angioedème
II	**Atteinte multiviscérale modérée** signes cutanéo-muqueux ± hypotension artérielle ± tachycardie ± toux, dyspnée ± signes digestifs
III	**Atteinte mono- ou multiviscérale grave** collapsus cardio-vasculaire, tachycardie ou bradycardie ± troubles du rythme cardiaque ± bronchospasme ± signes digestifs Les signes cutanéo-muqueux peuvent être absents ou n'apparaître qu'au moment de la restauration hémodynamique.
IV	**Arrêt cardiaque**

Apêndice 3: Método francês de imputabilidade dos medicamentos (11)

Tableau 1 : Critères définissant l'imputabilité chronologique d'un médicament

Critères chronologiques

Délai de survenue de l'effet indésirable par rapport à la prise médicamenteuse	Très suggestif *(choc anaphylactique)*
	Incompatible *(délai insuffisant, effet avant la prise de médicament)*
	Compatible *(tous les autres cas)*
Evolution de l'effet indésirable à l'arrêt du médicament (dechallenge)	Suggestive *(régression à l'arrêt)*
	Non concluante *(régression retardée, favorisée par un traitement, recul insuffisant, évolution inconnue, médicament poursuivi, lésions irréversibles ou décès)*
	Non suggestive *(absence de régression d'un événement réversible, régression malgré la poursuite du médicament)*
Nouvelle administration du médicament *(rechallenge)*	Positive *(récidive de l'événement à la réintroduction)*
	Non faite
	Négative *(absence de récidive de l'événement à la réintroduction)*

Tableau 2 : Définition du score d'imputabilité chronologique en fonction des 3 critères

	Délai de survenue	Très suggestif			Compatible			Incompatible
	Rechallenge	R+	R0	R-	R+	R0	R-	
Evolution	Suggestive	C3	C3	C1	C3	C2	C1	C0
	Non concluante	C3	C2	C1	C3	C1	C1	C0
	Non suggestive	C1	C1	C1	C1	C1	C0	C0

R+ : rechallenge positif, R0 : rechallenge non fait, R- : rechallenge négatif ; C3 : chronologie vraisemblable, C2 : chronologie plausible, C1 : chronologie douteuse, C0 : chronologie incompatible

Tableau 3 : Critères définissant l'imputabilité sémiologique d'un médicament

Critères sémiologiques

Explication pharmacodynamique (mécanisme d'action)	Evocateur du rôle du médicament ou facteur favorisant
Facteurs favorisants	Autre situation
Diagnostics différentiels possibles	Non
	Oui
Examens complémentaires de laboratoire prouvant la cause médicamenteuse	Positif
	Non fait
	Négatif

Tableau 4 : Définition du score d'imputabilité sémiologique en fonction des 4 critères

	Test spécifique	Explication pharmacodynamique ou facteur favorisant			Autres situations		
		L+	L0	L-	L+	L0	L-
Diagnostics différentiels	Non	S3	S3	S1	S3	S2	S1
	Oui	S3	S2	S1	S3	S1	S1

L+ : test de laboratoire positif, L0 : test de laboratoire non fait, L- : test de laboratoire négatif ; S3 : sémiologie vraisemblable, S2 : sémiologie plausible, S1 : sémiologie douteuse

Tableau 5 : Association des critères chronologiques C et sémiologiques S en score d'imputabilité I

		Sémiologie		
		S1	S2	S3
Chronologie	C0	I0	I0	I0
	C1	I1	I1	I2
	C2	I1	I2	I3
	C3	I3	I3	I4

I4 : imputabilité très vraisemblable, I3 : imputabilité vraisemblable, I2 : imputabilité plausible, I1 : imputabilité douteuse, I0 : imputabilité incompatible

Tableau 6 : Définition du score d'imputabilité extrinsèque

Critères bibliographiques

B3 : effet notoire / décrit	Référencé dans les ouvrages de référence : dictionnaire des médicaments, Vidal, Martindale, Meyler's Side Effects of Drugs
B2 : effet non notoire dans les documents usuels	Publié à une ou deux reprises avec une sémiologie différente ou un médicament voisin
B1 : effet non décrit	Non décrit dans la littérature
B0 : effet non décrit	Non décrit après recherche exhaustive dans la littérature

Tableau 7 : Définition des scores d'imputabilité intrinsèque et extrinsèque selon la méthode Bégaud

Imputabilité chronologique	Imputabilité sémiologique	Imputabilité intrinsèque (d'après C et S)	Imputabilité bibliographique (extrinsèque)
C0 : Incompatible		I0 : Incompatible	B0 : non décrit (recherche exhaustive)
C1 : Douteuse	S1 Douteuse	I1 : Douteuse	B1 : non décrit
C2 : Plausible	S2 Plausible	I2 : Plausible	B2 : non notoire
C3 : Vraisemblable	S3 Vraisemblable	I3 : Vraisemblable	B3 : notoire
		I4 : Très vraisemblable	

C : Chronologique, S : Sémiologique

Anexo 4: Sistemas de testes de alergia imediata/não imediata à penicilina validados pela ENDA

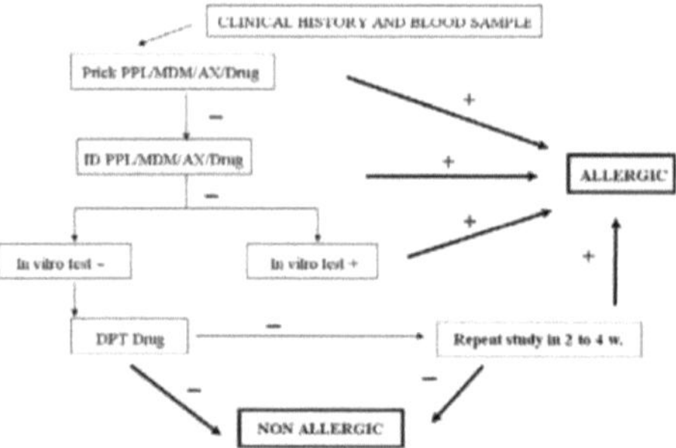

Figure 1. Short algorithm for the diagnosis of immediate allergic reactions to betalactams. This algorithm has the advantage that it can be performed in 1 day and the disadvantage that it fails to distinguish the selectivity of the reaction.

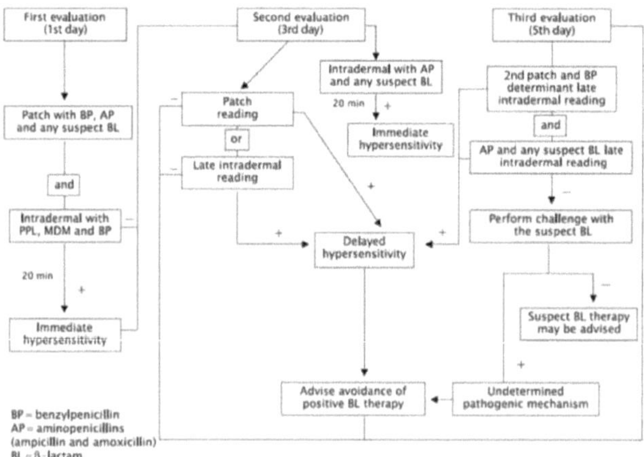

Figure 3. Algorithm for the diagnosis of nonimmediate allergic reactions to betalactams.

Apêndice 5: Entrevista conduzida por d'EDNA

ALLERGIE MEDICAMENTEUSE

INVESTIGATEUR :
Nom .... Centre : .... Date ....

PATIENT :
Nom .... Date de naissance : .... Age ....ans Poids ....kg
Profession : .... Origine ethnique: .... Sexe : ❑ M ❑ F Taille ....cm

PLAINTES ACTUELLES : ....

Prise ant **REACTION MEDICAMENTEUSE :** *1: par rapport au 1er jour* *2: par rapport à dernière prise* 1 2

❑ 1- .... Date de la réaction: .... Chronologie ....
❑ 2- ....
❑ 3- ....
❑ 4- ....
❑ 5- ....
❑ 6- ....

❑ SYMPTOMES CUTANEO-MUQUEUX:
❑ Angioedème --> localisation : ....
❑ Conjonctivite
❑ Eczéma de contact ❑ Cause topique ❑ Cause hématogène ❑ ....
❑ Exanthème maculeux
❑ Exanthème maculopapuleux
❑ Erythème pigmenté fixe
❑ Prurit isolé
❑ Purpura --> Taux des plaquettes ....
❑ palpable ❑ hémorragique=nécrotique
❑ Atteinte viscérale ....
❑ Pustulose exanthématique aigüe généralisée
❑ Syndrome de Stevens Johnson / Lyell
❑ Urticaire
❑ Vascularite urticarienne
❑ Autres (préciser morphologie et localisation) :

❑ DIAGNOSTIC DIFFERENTIEL:
....
....

❑ FACTEURS FAVORISANTS:
❑ Infections virales ❑ grippale ❑ Autres
❑ Fièvre........
❑ Photosensibilité (lésions photodistribuées) ? ❑ Non ❑ Oui ❑ Ne sait pas
❑ Stress
❑ Exercice
❑ Autres (préciser) ....❑

❑ EVOLUTION: *Intensité*

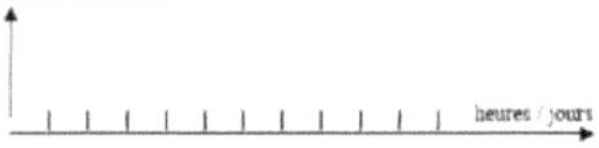

heures / jours

❑ LOCALISATION DES LESIONS ET EVOLUTION (⇑ ⇓, reporter les chiffres ou couleurs différentes si plusieurs réactions)

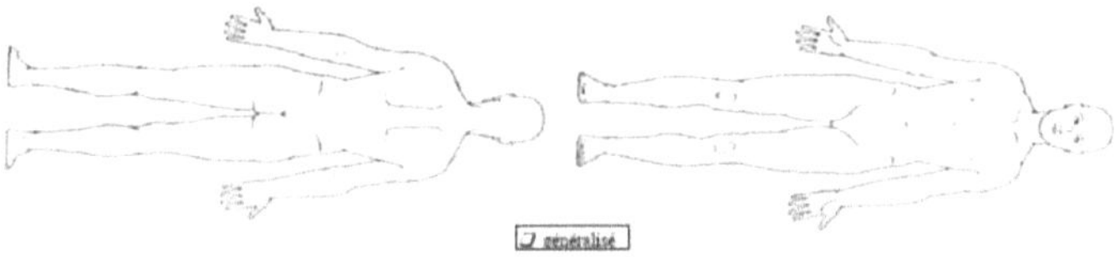

❑ généralisé

❑ SYMPTOMES GASTROINTESTINAUX:
❑ Diarrhée
❑ Douleurs gastro-intestinales
❑ Nausée, vomissements
❑ Autres (préciser) ....

❑ SYMPTOMES RESPIRATOIRES:
❑ Dyspnée --> DEP ou VEMS : ....
❑ Dysphonie
❑ Rhinite:
❑ Rhinorrhée
❑ Eternuements
❑ Obstruction nasale
❑ Sifflements / Bronchospasme
❑ Toux
❑ Autres (préciser) ....

❑ SYMPTOMES ASSOCIES:
❑ Arthralgie/Myalgie --> Localisation/s ....
❑ Douleur/Brûlure --> Localisation/s ....
❑ Fièvre : ....°C
❑ Lymphadénopathie --> Localisation/s ....
❑ Oedème --> Localisation/s........
❑ Perte de connaissance
❑ Autres (préciser) : ....

❑ SYMPTOMES CARDIO-VASCULAIRES:
❑ Arythmie
❑ Collapsus
❑ Hypotension --> Pression artérielle: ....mmHg
❑ Tachycardie --> Pouls .... /min
❑ Autres (préciser) : ....

❑ SYMPTOMES PSYCHIQUES:
❑ Angoisse / Réactions de panique
❑ Hyperventilation
❑ Malaise
❑ Sueurs
❑ Vertige
❑ Autre (préciser) : ....

❑ IMPLICATION D'AUTRES ORGANES:
(ex. neuropathie périphérique, atteinte pulmonaire, cytopénie, hépatite...)
❑........
❑........
❑........
❑........

❑ MEDICAMENTS PRIS DEPUIS SANS PROBLEME :

....

....

....

❑ MEDICAMENTS SUSPECTES:

Nom générique du médicament ± additifs / Indication:	Dose quotidienne / Voie Durée du traitement :	Intervalle prise/ réaction	Prise antérieure de ce(s) médicament(s)
1.	......mg/j ....; ....j		❑ Non ❑ Ne sait pas ❑ Oui -> Symptômes: ....
2.	......mg/j ....; ....j		❑ Non ❑ Ne sait pas ❑ Oui -> Symptômes: ....
3.	......mg/j ....; ....j		❑ Non ❑ Ne sait pas ❑ Oui -> Symptômes: ....
4.	......mg/j ....; ....j		❑ Non ❑ Ne sait pas ❑ Oui -> Symptômes: ....
5.	......mg/j ....; ....j		❑ Non ❑ Ne sait pas ❑ Oui -> Symptômes: ....
6.	......mg/j ....; ....j		❑ Non ❑ Ne sait pas ❑ Oui -> Symptômes: ....

❑ Traitement de l'épisode aigü   ❑ Pas de traitement   ❑ Consultation urgente   ❑ Hospitalisation

    ❑ Arrêt des médicaments suspectés N° # ....
    ❑ Antihistaminiques ❑ locaux ❑ oraux ❑ systémiques; --> préciser : ....
    ❑ Corticostéroïdes ❑ locaux ❑ oraux ❑ systémiques; --> préciser : ....
    ❑ Bronchodilatateurs   ❑ locaux ❑ systémique; --> préciser : ....
    ❑ Traitement de choc   ❑ adrénaline ❑ remplissage vasculaire ❑ autres : ....
    ❑ Réduction simple de dose de : ....
    ❑ Changement de médicaments pour : type/nom .... tolérance ....
    ❑ Autre (préciser) : ....

❑ MEDICAMENTS EN COURS   ❑ Antihistaminiques: ....   ❑ β-Bloquants: ....

    ❑ Autres médicaments   ....

                             ....

                             ....

                             ....

HISTOIRE PERSONNELLE :

1) Y A T'IL EU DES SYMPTOMES SIMILAIRES OBSERVES SANS PRISE DU MEDICAMENT INCRIMINE ?:   ❑ Oui   ❑ Non   ❑ Ne sait pas

....

....

2) ANTECEDENTS :

    ❑ Asthme
    ❑ Polypose naso-sinusienne
    ❑ Mucoviscidose
    ❑ Diabète
    ❑ Autre/Préciser :

    ❑ Autoimmunité (Goujerot, Lupus, etc)
    ❑ Lymphoprolifération (LAL, LLC, Hodgkin...)
    ❑ Chirurgie du disque intervertebral
    ❑ Foie ....

    ❑ Urticaria pigmentosa / mastocytose
    ❑ Urticaire chronique
    ❑ HIV positif
    ❑ Rein ....

    ....
    ....
    ....
    ....

3) MALADIES ALLERGIQUES: (ex. pollinose, dermatite atopique, allergie alimentaire. allergie aux venins d'hyménoptères. allergie au latex, etc.)

....

....

....

4) REACTIONS MEDICAMENTEUSES LORS DE PRECEDENTES CHIRURGIES (préciser le nombre, avec/sans réaction):

❑ Dentaires: .... ❑ Pas de réaction
❑ Anesthésies loco-régionales: .... ❑ Pas de réaction
❑ Anesthésies générales: .... ❑ Pas de réaction

....

....

....

5) REACTIONS MEDICAMENTEUSES LORS DE VACCINATIONS (oui/non):   ❑ Polio   ❑ Tétanos

❑ Rubéole   ❑ Rougeole   ❑ Hépatite B   ❑ Diphtérie   ❑ Autres: ....

HISTOIRE FAMILIALE :

Allergies / Allergies médicamenteuses : ....

....

TESTS DIAGNOSTIQUES :   RESULTATS

1) PENDANT L'EPISODE AIGU   DATE   NORMAL   ANORMAL   DOUTEUX

		DATE	NORMAL	ANORMAL	DOUTEUX
Sang	❏ NFS : ❏ Eosinophiles	....	❏	❏ Valeur	❏
	❏ Autres	....	❏	❏ Valeur	❏
	❏ ECP	....	❏	❏ Valeur	❏
	❏ CRP / VS	....	❏	❏ Valeur	❏
	❏ Cytométrie (.......)	....	❏	❏ Valeur	❏
	❏ Histamine	....	❏	❏ Valeur	❏
	❏ Tryptase	....	❏	❏ Valeur	❏
Foie	❏ GOT	....	❏	❏ Valeur	❏
	❏ GPT	....	❏	❏ Valeur	❏
	❏ γGT	....	❏	❏ Valeur	❏
	❏ Phosphatase alk.	....	❏	❏ Valeur	❏
Rein:	❏ Creatinine	....	❏	❏ Valeur	❏
	❏ Méthylhistaminurie	....	❏	❏ Valeur	❏
	❏ Autres :	....	❏	❏ Valeur	❏
Autres:	❏ Médiateurs (IL-4-5-10)	....	❏	❏ Valeur	❏
	❏ Complexes immuns circ.	....	❏	❏ Valeur	❏
	❏ Biopsie cutanée	....	❏	❏ Valeur	
	❏ Complement	....	❏	❏ Valeur	❏

2) AU DECOURS   NEGATIF   POSITIF   DOUTEUX

		NEGATIF	POSITIF	DOUTEUX
Tests cutanés:	❏ Prick:	❏	❏ Immédiat ❏ Retardé	❏
	....	❏	❏ Immédiat ❏ Retardé	❏
	....	❏	❏ Immédiat ❏ Retardé	❏
	❏ IDR	❏	❏ Immédiat ❏ Retardé	❏
	....	❏	❏ Immédiat ❏ Retardé	❏
	....	❏	❏ Immédiat ❏ Retardé	❏
	❏ Patch:	❏	❏ Immédiat ❏ Retardé	❏
	....	❏	❏ Immédiat ❏ Retardé	❏
	....	❏	❏ Immédiat ❏ Retardé	❏

		POSITIF
Tests sanguins:	❏ IgE totales	❏ Valeur: ....
	❏ IgE spécifiques : ❏ CAP ❏ RAST	
	....	❏ Valeur: ....
	....	❏ Valeur: ....
	....	❏ Valeur: ....
	❏ IgG spécifiques/Test de Coombs indir.	❏ Valeur: ....
	❏ Autre:	❏ Valeur: ....

		NEGATIF	POSITIF	DOUTEUX
Tests cellulaires:	❏ TTL	❏	❏ SI:	❏
	....	❏	❏ SI:	❏
	❏ Test d'activation des basophiles (préciser ....)	❏	❏ Valeur	❏
	❏ CAST	❏	❏ Valeur	❏
	❏ Autre:	❏	❏ Valeur	❏
Tests de provocation	❏ Anesthésiques locaux	❏	❏	
	❏ AINS	❏	❏	
	❏ Aspirine :	❏	❏	
	❏ Paracetamol	❏	❏	
	❏ β-lactamines :	❏	❏	
	❏ Autres	❏	❏	

CONCLUSIONS:

❏ Réaction de type I (médiée par les IgE)   a : A ....
❏ Réaction de type II (médiée par les anticorps) à : B ....
❏ Réaction de type III (à complexes immuns)   a : C ....
❏ Réaction de type IV (cellulaire)   a : D ....
❏ Réaction cytotoxique (cellulaire)   à : E ....
❏ Réaction pseudoallergique   a : F ....
❏ Réaction pharmacologique   a : G ....
❏ Réaction psychologique   a : H ....
❏ Autre ....   à : I ....

❏ ECHELLE DE PROBABILITE: (marquer la lettre du médicament sur l'échelle)

Très vraisemblable	Vraisemblable	Plausible	Douteux	Exclue	Non cotée

❏ DECLARATION AU CRPV ?   ❏ Non   ❏ Oui   Score : C: ..... S: ..... I: ..... Date: ....

❏ REMARQUES ....

Resumo

Introdução

A alergia é um dos efeitos secundários mais comuns de medicamentos como os antibióticos, especialmente os antibióticos betalactâmicos. O problema é que muitos doentes são erradamente diagnosticados como alérgicos, com todas as restrições possíveis às prescrições.

Objetivo

O objetivo deste estudo foi investigar as caraterísticas de uma população pediátrica com suspeita de alergia aos beta-lactâmicos.

Doentes e métodos

Trata-se de um estudo transversal, descritivo, num único centro, baseado numa população de crianças que consultam o serviço regional de farmacovigilância de Sfax por suspeita de alergia a antibióticos betalactâmicos.

Resultados

Havia 38 crianças com um rácio de sexo M/F de 1,53 e uma idade média de 5,5 ±3,8 anos. Registou-se a presença de atopia em 5 crianças (13,15%). A asma foi registada em duas crianças (5,26%). Relativamente ao evento adverso estudado, os sinais cutâneos foram a manifestação mais frequente em N=32 crianças (84,2%). A urticária típica foi diagnosticada em 20 crianças (52,6%). O exantema maculopapular típico foi registado em 7 doentes (18,4%). Registou-se apenas um caso de angioedema associado a urticária. O desconforto respiratório foi referido por 4 doentes (10,5%). A sibilância foi registada em apenas um caso (2,6%). A hipersensibilidade imediata foi registada em N=21 doentes (55,26%). Foi registada anafilaxia de fase 2 num doente com urticária e pieira. A anafilaxia de fase 3 com cianose, manchas, mastigação e hipertonia dos membros foi observada num doente sem urticária típica. Foi documentada medicação para além dos antibióticos betalactâmicos em mais de metade dos casos (N=20, 52,6%). Para além dos antibióticos, o paracetamol foi o medicamento mais co-prescrito em N=8 (21,1%). A amoxicilina foi o beta-lactâmico mais frequentemente utilizado (39,5%). As cefalosporinas de 3ª geração foram utilizadas em 34,2% dos casos. Em N=25 casos (66%), as crianças tinham recebido o antibiótico por via oral. O tempo médio decorrido entre a última dose de medicação e a reação adversa foi de 3,7 horas ±4,03, com extremos que variaram entre 6 minutos e 12 horas. Este tempo foi menor ou igual a uma hora, indicando uma reação imediata em 4 doentes (31%). De acordo com o score de Bégaud, a imputabilidade cronológica foi duvidosa em N=18 doentes (47%). A imputabilidade semiológica era duvidosa em metade dos casos (N=19). Foi provável apenas num doente. Foram evocados diagnósticos diferenciais nos casos de imputabilidade semiológica duvidosa (S1), tais como infeção N=21 (55%), alergia a outros tratamentos concomitantes N=4 (10,5%), alergia alimentar após consumo de marisco N=2 (5,26%) e histaminoliberação induzida por chocolate (2,6%). A imputabilidade intrínseca foi duvidosa em N=25 casos (65,78%). Foi provável em apenas um paciente. Em 63,15% dos casos (N=24), a imputabilidade global era duvidosa. Foram efectuadas investigações alergológicas em apenas 6 crianças (15,78%), com 1 patch test positivo, 1 prick test positivo e 1 TST positivo. Foi efectuado um teste TPO, que foi negativo.

Conclusão

Este estudo serviu para relembrar a possibilidade de diagnósticos alternativos às alergias na população pediátrica, tais como infecções virais e bacterianas, alergias alimentares e atopia cutânea. Encorajou os pediatras a voltar a prescrever antibióticos betalactâmicos sempre que existam provas suficientes, em colaboração com o departamento de farmacovigilância, dada a baixa frequência de alergias verdadeiras.

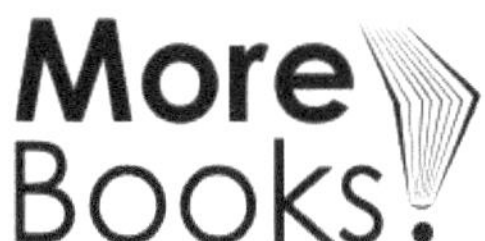

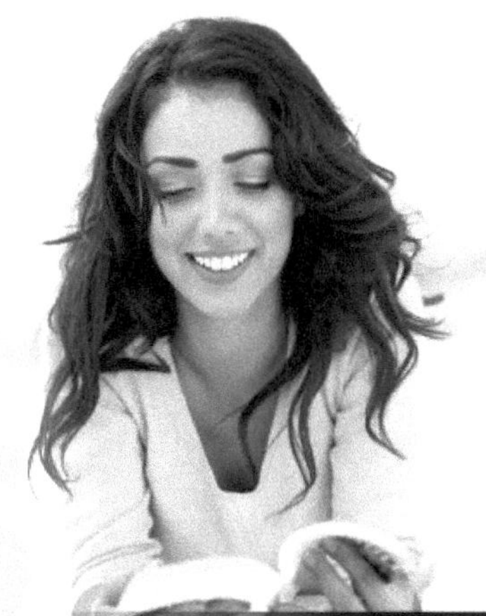

I want morebooks!

Buy your books fast and straightforward online - at one of world's fastest growing online book stores! Environmentally sound due to Print-on-Demand technologies.

Buy your books online at
www.morebooks.shop

Compre os seus livros mais rápido e diretamente na internet, em uma das livrarias on-line com o maior crescimento no mundo! Produção que protege o meio ambiente através das tecnologias de impressão sob demanda.

Compre os seus livros on-line em
www.morebooks.shop

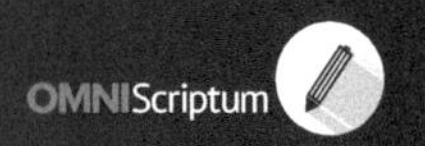

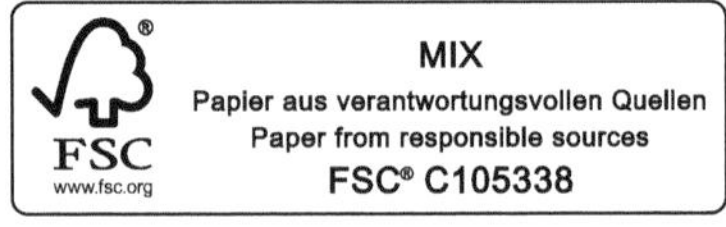

FSC
www.fsc.org
MIX
Papier aus verantwortungsvollen Quellen
Paper from responsible sources
FSC® C105338